COMUNICACIÓ METGE-MALALT

Reflexions per a un canvi de model

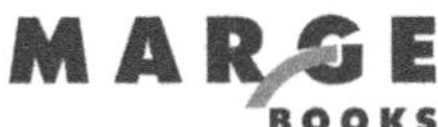

VITAE

COMUNICACIÓ METGE-MALALT

Reflexions per a un canvi de model

Antoni Gelabert

Biel Fortuny

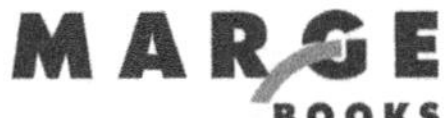

Col·lecció: VITAE
Director: David Soler

COMUNICACIÓ METGE-MALALT
1.ª edició, octubre 2010

© 2009, Antoni Gelabert Mas i Biel Fortuny Organs
© d'aquesta edició, ICG Marge, SL

Il·lustració de la portada: Helena Ruiz

Edita: Marge Books - València, 558, àtic 2.ª - 08026 Barcelona
www.marge.es - Tel. +34-932 449 130 - Fax +34-932 310 865

Gestió editorial: Hèctor Soler, Ana Soto, Laura Matos, Anna Palacios
Edició: Sandra Martínez
Producció editorial: Miquel Àngel Roig
Col·laboració literària: Marta Cañigueral, Gisela Fenollé, Roser Pérez
Compaginació: Mercedes Lara
Impressió: Zero Preimpresión (Molins de Rei, Barcelona)

ISBN: 978-84-92442-93-5
Dipòsit Legal: B-

Índex

Agraïments

Aquest llibre no seria tal com és sense les aportacions, els consells i les millores, tant conceptuals com morfològiques, de diverses persones que han robat hores a les seves dedicacions, les quals segur que els absorbeixen totalment, per poder llegir-lo, així que vull agrair-vos-ho ben sincerament. A Pilar Benejam, professora de l'Institut de Ciències de l'Educació de la Universitat Autònoma de Barcelona per les seves aportacions, els seus comentaris i el seu mestratge; al professor Luís Grande, cap del Servei de Cirurgia de l'Hospital del Mar, pels seus consells i reflexions sobre les vivències professionals, també des de la seva experiència; al professor Joan Mas, del Departament de Llengua i Literatura de la Universitat de les Illes Balears, per les seves aportacions que han millorat la comprensió del llenguatge; al professor Joan Gelabert, filòleg, per les seves pacients correccions; a Maria Pilar Baldrich, psicòloga, per tot el temps que ha dedicat a les lectures de cadascun dels manuscrits, per les seves aportacions puntuals en determinades afirmacions i per la paciència de suportar tantes sol·licituds d'ajut i d'opinió.

Pròleg

La majoria de persones senten en algun moment de la seva vida la necessitat d'escriure les seves vivències, els seus pensaments, coneixements i experiències, adquirits al llarg dels anys, i perquè no quedin dintre d'un mateix es volen compartir, per si poden ser d'utilitat en el viatge de la vida de cadascun, per si poden millorar allò que han fet d'altres abans i poden aportar coses noves. Si bé això és el que la majoria sentim, són poques les persones que ho fan, probablement perquè no és fàcil escriure, posar allò que sentim o pensem i, també degut a que creiem que no ho llegirà ningú, perquè no interessa, o, simplement, perquè no ho trobaran útil. Així que al final un es diu a si mateix: «Què importa el que jo hagi fet o pensi? Per tant, no ho escric». I això és un gran error perquè el que no s'explica no es coneixerà, de manera que ja no serà útil per a ningú.

El professor Antoni Gelabert tenia ganes d'escriure les seves reflexions sobre els problemes que en la seva vida professional, com a metge assistencial i com a professor universitari, ha viscut durant molts anys amb gran dedicació i esforç. Escriu amb una gran claredat explicant temes molt importants, com ara la comunicació entre el metge i el malalt, necessària per traslladar la informació d'una banda a l'altra i per poder fer, finalment, una valoració integral, física, psíquica i social del pacient. És una persona que coneix molt bé la importància de les relacions entre els professionals per fer de metge.

Avui dia, el treball interdisciplinari és necessari, d'aquí que les relacions entre les diverses disciplines són cabdals. És evident que de l'èxit en la relació entre el metge i el malalt, de la confiança que neixi, en dependrà gran part de l'èxit professional, que consisteix en sentir-te bé fent de metge.

El professor Antoni Gelabert podria haver dividit el llibre en aquests apartats, però també volia donar la seva visió sobre temes de la professió mèdica. Uns versen sobre processos que afecten el malalt, com ara el dolor i el càncer, i d'altres que afecten la gestió sanitària, posant-t'hi connotacions d'ètica mèdica, que només una persona amb àmplia experiència pot fer.

El llibre és un seguit de reflexions que seran molt útils per als estudiants metges i metgesses, i també per als gestors sanitaris, ja que els pot ajudar a entendre millor la feina del professional mèdic, i així millorar la seva gestió.

Espero que aquestes reflexions tan valuoses siguin útils i serveixin per millorar la qualitat de l'atenció dels nostres malalts. Estic convençut que aquest no serà l'últim llibre del professor Antoni Gelabert, perquè li queda encara molt camí per fer i segur que el caminarà en la forma com ell ens té acostumats, amb honestedat, rigor, serietat, esforç i dedicació.

Per molts anys!

MIQUEL VILARDELL I TARRÉS
Catedràtic i cap del Servei de Medicina Interna
Hospital de la Vall d'Hebron. Universitat Autònoma de Barcelona
President del Col·legi de Metges de Barcelona

Introducció

La catarsi de l'escriptura: un acte de sinceritat

Aquest llibre-assaig mostra algunes de les reflexions i de les motivacions que he anat acumulant durant tota la meva vida professional.

No estic segur d'haver arribat al moll de l'os, d'haver trobat la quinta essència de la justificació, però sí que puc explicar que la meva lluita diària contra la malaltia continua. L'experimentació de tenir la vida entre les mans, anatòmica, física, no únicament semàntica, veure la mort massa sovint, és a dir, la meva feina diària, fer la meva feina, simplement, trobar-me diàriament enfrontat en la dura realitat de la malaltia cancerosa, amb totes les seves problemàtiques, moltes d'elles molt dures, són les forces que m'han empès a fer-ho.

Aquestes vivències m'han ajudat, i encara m'ajuden, a donar sentit a la meva vida professional, a més d'ésser de gran ajuda per a la meva vida diària, familiar i de relació.

La intel·ligència humana va desenvolupar-se de manera exponencial i progressiva des que va aparèixer el llenguatge. A partir d'aquest moment, el pensament i la capacitat d'abstracció varen diferenciar-se de manera molt qualitativa de la resta d'éssers vius. Cal remarcar que més de la meitat del temps del dia el dediquem a comunicar-nos (parlant, escoltant, llegint o escrivint). Per tant, podríem dir que la incomunicació en un sentit radical és impossible, ja que la ment humana sempre està treballant.

El llenguatge és el punt de partida del desenvolupament social de l'ésser humà. La vida en societat i l'harmonia depenen en gran mesura de l'ús adequat que se'n faci d'aquesta possibilitat de comunicar-nos eficaçment.

El llenguatge fa el miracle que possibilita portar els missatges entre les ments, l'autèntica comunicació intel·lectual, perquè alhora ens fa sentir que podem participar en les mateixes idees, de compartir els mateixos missatges, és a dir, el coneixement. Una de les grandeses de les persones és la capacitat de compartir idees, així com d'exposar-les perquè s'entenguin i ajudin a enriquir la ment d'altres persones, no només d'aquelles amb les quals compartim un espai o un temps, sinó també per a aspirants de generacions futures, en definitiva, crear, difondre, compartir i generar coneixement.

Escoltar i parlar és l'acte fonamental i constitueix la base de la relació entre persones, per tant, de la relació entre el metge i el malalt. La primera visita entre un metge i un malalt ja contribueix a curar, perquè és un punt d'inici de la teràpia més eficaç.

Actualment la realitat social és molt complexa i plural, i malgrat aquesta realitat, els missatges que es donen o s'intenten donar són cada vegada més simples, a fi d'arribar a més gent, a un públic més gran i més heterogeni. Per tant, té un sentit real parlar que vivim a l'era de la comunicació, ja que es té un accés ràpid a la informació i als continguts en altres idiomes a través de la xarxa. Malgrat això, moltes vegades no ens comuniquem ni amb el veí, i aquesta és la paradoxa actual i no podem atribuir aquesta incomunicació a problemes generacionals.

La comunicació està present i influeix de manera decisiva pràcticament en totes les àrees de la vida de l'ésser humà: en els aspectes personals, en els laborals i socials i en els formatius.

Per tant, un dels grans privilegis de la condició humana és la comunicació, un fet que hem de valorar diàriament, poder comunicar-nos entre nosaltres.

En un sentit ampli, també diem que d'altres éssers es comuniquen: els dofins, les balenes, les abelles, els ocells, les formigues..., però el sentit profund del concepte de comunicació humana va molt més enllà.

La comunicació entre aquests altres éssers vius és més l'establiment d'alertes preventives en alguns casos, per exemple, les aus de corral quan capten la presència d'una milana a prop; les associatives, amb la finalitat de distribuir aliments —les gallines alimenten els pollets— o de reproducció —la dansa del gall fer—. No obstant això, actualment s'està revisant tot el procés de comunicació de molts animals, ja que se sap que hi ha una interacció comunicativa entre ells.

En aquest sentit, la comunicació humana és la que ha possibilitat la relació i l'associació, perquè l'home i la dona s'han convertit en éssers socials.

La vida social, l'agrupament de persones, pobles, ciutats, països i estats, i la convivència en harmonia depenen del bon ús que es faci de la comunicació.

Comentaré en aquestes pàgines les reflexions de la relació professional amb els malalts: la comunicació entre el metge i el malalt.

He de dir que si hi ha errors en el llibre són a causa d'una falta de formació en comunicació, per exemple, com s'ha de comunicar una mala notícia al malalt o la comunicació que s'ha d'establir amb el pacient durant tot el procés de la malaltia, independentment si n'és curt o llarg.

També vull fer un acte de sinceritat per manifestar obertament que sovint ens fixem més en la malaltia que en el malalt, és a dir, ens oblidem de l'ésser humà. L'experiència professional em permet dir que amb els anys la medicina ha perdut sensibilitat, en part, perquè no es reforça la comunicació, tot i que es reforça el coneixement, perquè n'és preeminent.

Ens interessem més per la malaltia, la fisiopatologia, el creixement del tumor, d'un marcador molecular concret, etc., i en canvi ens oblidem del malalt com a persona.

La sanitat actual tracta amb usuaris, mentre que abans eren malalts; així, aquesta manera d'anomenar-los ja s'entén com un problema tècnic que s'ha de solucionar. Per tant, el patiment, el dolor o l'angoixa vital s'han de reparar.

Atès que això pot ésser un reflex cruel de la realitat, vull disculpar-me com a metge, en aquest cas com a imatge individual i del col·lectiu. No obstant, estic segur que en un futur, quan la formació en la comunicació entre el metge i el pacient es pugui impartir com a assignatura a les universitats, aquesta situació millorarà.

En una pregunta que un periodista va fer al teòleg Hans Küng sobre la tecnificació assolida per la medicina actual, concretament sobre si el grau de tecnificació li agradava, el teòleg va respondre que no, mitjançant aquesta declaració: «... la gran tecnificació de la medicina tendeix a la deshumanització; les màquines són un gran avenç, però no basten. La medicina requereix d'alguna cosa més. El malalt espera, necessita, també paraules de consol per part del metge, i el contacte humà entre metge i malalt cada dia és més escàs. Comparo en els meus llibres i reflexions als metges que tracten amb fredor, amb els telepredicadors que sermonegen a distància dels problemes de la gent».

Acceptació del fet d'emmalaltir

No és correcte interpretar que la intenció d'aquestes reflexions és pontificar sobre els secrets de la convivència humana amb la malaltia, els canvis que experimenta el cos i la ment en el moment de fer front a la malaltia, però sí exposar obertament les reflexions, experiències i vivències que aquest tema ha generat durant tota la meva vida professional. No hi ha una institució que s'hagi preocupat de manera programada fins a l'actualitat d'educar en aquesta assignatura: acceptar la malaltia, conviure amb ella i integrar-la a la vida.

Sempre s'hauria d'ésser conscient de la relativitat de l'existència humana i, per tant, de la salut. La persona no n'és conscient fins que arriba el diagnòstic de la malaltia, és a dir, fins que es rep la mala notícia, moment en què apareix la fragilitat vital, la debilitat del cos, la incertesa de la ment, en resum, la fragilitat de l'ésser humà.

Un aspecte sobre la fragilitat humana que no es coneix i que és molt il·lustratiu és quan una persona amb un estatus social elevat, així com un prestigi mediàtic, pot trobar-se en qüestió de minuts com a malalt o pacient, a causa d'un accident, un infant o un ictus, en un hospital, on només rep ordres, és a dir, com un pacient passiu que no té una possibilitat d'iniciativa ni capacitat de decisió.

Aquest fet real reflecteix el grau de pèrdua de dignitat que hi ha en el tracte, en la comunicació metge-malalt quan un personatge públic és visitat i tractat com un malalt. En aquest supòsit cal garantir encara més la discrecionalitat i privacitat del pacient.

Dins l'àmbit familiar, es pot donar una situació com la que es reprodueix a continuació:

> Un familiar, metge, a més, molt proper, que gaudia d'un estatus social i coneixement públic, en ésser ingressat de manera programada en un hospital públic de Barcelona, va ser tractat de tu per totes les infermeres de l'hospital. Aquesta persona, de gairebé noranta anys, per la formació que ha rebut durant la seva vida, no s'hauria atrevit a tractar de tu a una persona desconeguda. A banda, també va ser despullat i exposat impúdicament a totes les mirades i converses pròpies de l'activitat assistencial, fet que li va causar una agressió psicològica brutal.

Amb l'exemple i la reflexió anterior no es vol reclamar un tracte de favor per a aquestes persones, però sí caldria reflexionar sobre el tema de la privacitat.

El cos humà no és una fortalesa inexpugnable, però s'ha de prendre consciència de les limitacions reals que hi ha.

> A vegades, escoltem comentaris com «tota la vida he fumat i he begut quan en tenia ganes i no he estat mai malalt».
>
> Hi ha estadístiques que demostren que hi ha persones que tenen més possibilitats de patir malalties pròpies per aquest abús, fet que ja no és científicament discutible. En aquest context, una frase de Ben Irwin ho mostra clarament: «moltes persones gasten la vida pròpia com si en tinguessin una altra en estoc».

PART I

ANTONI GELABERT

Reflexions acadèmiques

Capítol 1
Habilitats de comunicació globals

Moltes vegades, s'ha dit que la comunicació metge-malalt és un aspecte fonamental de l'exercici de la medicina, concepte que ara és conegut amb el nom d'*habilitats comunicatives*. Conscients d'aquesta importància, si s'analitzen els continguts formatius de la major part de les facultats de medicina de l'Estat espanyol i de la Unió Europea, s'obtindrà una gran decepció, atès que es constatarà de manera clara i contundent que poques facultats n'inclouen en els plans formatius el seu aprenentatge. A més, les facultats que ho incorporen no preveuen el punt de com comunicar males notícies.

D'altra banda, hi hagut pensadors en la medicina espanyola especialitzats en la praxi mèdica diària que han escrit autèntics tractats sobre la relació metge-malalt, per exemple, *La relación médico-enfermo*, de Pedro Laín Entralgo.

Quan a les facultats de medicina es parla de la comunicació metge-malalt, des d'una perspectiva clàssica es posa l'èmfasi gairebé exclusivament en les capacitats i habilitats per efectuar la història clínica, en saber interrogar i extreure els signes i els símptomes al pacient, per poder transcriure el document marc que haurà d'incloure l'orientació diagnòstica i els fonaments de les exploracions complementàries adients, les quals han de confirmar o rebutjar la primera hipòtesi diagnòstica.

Sovint s'ha indicat que pràcticament totes les malalties —les *serioses* i les greus— tenen tres compartiments:

- El fet físic de la malaltia, que és el que queda reflectit en la història clínica, com ja s'ha esmentat.
- El fet emotiu o vivencial, psíquic, que molt poques vegades es recull en les històries clíniques (a banda de les patologies psiquiàtriques, que es fonamenten en l'alteració psíquica). Últimament alguns metges, amb una visió de futur i pensament avançat, insisteixen en la importància que té per al malalt aquest aspecte, i com a conseqüència, escullen els aspectes vivencials del malalt amb una intensitat superior o inferior.
- La repercussió social de la malaltia, que encara és més difícil que s'incorpori a la història clínica, independentment dels àmbits de reflexió limitats, però excel·lents, adquireix una importància superior, com la dels altres dos aspectes anteriors. Especialment, en el Primer Món, l'estructura social i laboral condiciona i ho impregna gairebé tot, motiu pel qual n'és difícil resoldre els inconvenients greus que comporten moltes malalties, no únicament les neoplàsiques. Per tant, amb raó, és un aspecte cabdal que s'ha de tenir en compte en la història clínica.

En els centres hospitalaris és on la història clínica pren una major dimensió i queda constituïda com un document contundent que esdevé una peça clau en l'activitat assistencial.

S'aconsegueix, així, un document insubstituïble, al qual en moltes ocasions s'haurà de recórrer en el seguiment terapèutic. Per tant, la importància com a eina de treball essencial rau en què s'haurien de reflectir necessàriament els tres aspectes esmentats de la malaltia, i no només alguns d'ells.

1   Anàlisi amb detall de la història clínica

En relació amb els signes i símptomes clínics, es demana al pacient que indiqui què sent físicament, què li passa, per exemple, el tipus de dolor, les característiques físiques d'aquest i els trastorns físics que experimenta (vòmits, coixesa, sensació d'ofec, opressió precordial, diarrea, molèsties quan orina, etc.).

En canvi pel que fa a la vivència d'aquests símptomes per part del malalt, poques vegades es pregunta per la sensació que experimenta, per si té una angoixa vital, si tem per la seva vida de manera imminent, si els trastorns han provocat l'inici d'una agonia... En referència als trastorns de l'entorn, s'haurien de conèixer els àmbits següents:

- *El familiar*, ja que cal conèixer què comporta la malaltia (aspecte social d'emmalaltir, com afectarà la família, com s'haurà d'acompanyar el malalt a les visites mèdiques, ingressos hospitalaris, atencions especials...).
- *El laboral*, perquè cal combinar-ho amb els horaris laborals, les necessitats de transport i el condicionament del lleure.
- *El social*, atès que les relacions socials es trastocaran, en veure's disminuïdes, tant en l'entorn familiar o laboral com del cercle de relacions socials.

Això és el que es coneix com a història clínica, a més, la relació metge-malalt és un concepte més ampli que el que ofereix la realitat assistencial diària. Actualment, de manera unidireccional, es procura extreure dades clíniques del malalt gairebé exclusivament. La formació i la docència han de tenir la finalitat d'aconseguir una competència professional, atès que la competència mèdica inclou el raonament clínic, el coneixement de tècniques biomèdiques, així com la definida a dia d'avui com «l'ús habitual i amb criteri de la comunicació, les eines tecnològiques sanitàries, el raonament clínic, les emocions, els valors i l'autorreflexió en la pràctica diària per al benefici dels individus i les comunitats».

Actualment la realitat és que els aspectes vivencials, anímics personals i socials són gairebé oblidats en la història clínica. Trobar aquestes referències en una història clínica habitual de qualsevol centre hospitalari del país és un fet que es podria qualificar de casual. S'ha de dir que els metges no hem de considerar els pacients o els malalts com a casos clínics o malalties simples, sinó com a persones amb problemes bio-psico-socials i familiars, fet que es mostra clarament en la medicina primària, atès que sovint el metge ha de tenir una visió integral del malalt. En aquesta línia destaquen les paraules d'un autor referent en l'àmbit de la bioètica, Diego Gracia: «[...] Els actes mèdics han de complir sempre les condicions bàsiques de correcció i bondat [...]».

Laín Entralgo demostrà que l'home emmalalteix sempre com un tot, com una persona, i aquest és el camp de la medicina. A la realitat de la persona malalta hi pertanyen per igual els aspectes orgànics (els símptomes) i les alteracions funcionals, cada vegada més conegudes i que ajuden a entendre la malaltia amb més profunditat. Però és en aquest punt on Laín s'avança al seu temps, ja que estableix una reciprocitat entre el patiment físic de la malaltia i l'afectació psíquica de la persona afectada. Afegeix Laín que s'ha de tenir molt en compte l'entorn del món exterior. Aquesta dualitat complexa és una realitat única: una persona malalta. Només pot emmalaltir la part biològica, que és un tot antropològic i somàtic. S'interrelacionen els problemes del món exterior i del món interior, com s'ha dit: «en l'ésser humà, tot el que és biològic és mental i tot el que és mental és biològic».

Com afirmava Victorí Planells en un article del *Diari de Balears:* «la persona no és sols un bocí de naturalesa, això seria una mutilació antropològica. Les persones som úniques i individuals, i les malalties abasten tots els nostres àmbits: físic, emocional, familiar, social i espiritual. L'objecte de la medicina és la persona integral, per això crec que l'ofici de curar implica proporcionar a la persona malalta els recursos tècnics, però també emocionals, i fins i tot espirituals, per afrontar una determinada situació de malaltia, de dolor en la seva vida, o per afrontar l'arribada de la mort».

Actualment, el fet que en molts centres la màxima responsabilitat institucional estigui en mans de persones no professionals de la salut, o bé en alguns casos encara que la seva professió hi tingui relació (metges que no han estat mai assistencials, farmacèutics, biòlegs) dirigeixin la institució amb criteris tècnics exclusivament d'empresa, ha provocat que el malalt s'hagi substituït per client, i no es tracta únicament d'una qüestió de nom, ja que el que fan és gestionar l'assistència a clients. Per aquesta raó es dicten normes de limitació dràstica del temps d'assistència al malalt. Fins i tot s'ha arribat a situacions esperpèntiques, com ara reduir la història clínica, la relació metge-malalt, a omplir les dades que un programa d'ordinador, estandarditzat i uniformitzat, sol·licita i que després aplica uns codis preestablerts per fer-ne un diagnòstic, a partir del qual proposa un tractament segons els algoritmes introduïts.

Si es reflexiona sobre aquest punt, s'hauria de dir que això únicament serveix per tranquil·litzar el pacient, ja que l'autèntica relació amb el malalt descansa sobre un *corpus* científic teòric que està avalat per protocols elaborats i estandarditzats, per metanàlisi meticulosament i estadística de fiabilitat.

Amb aquest model, el més estès, no es té en compte la biografia del malalt, és a dir, no s'entra en el món de les emocions, de l'expressió més íntima de la vivència del pacient, com a símbol de l'expressió i, per tant, tampoc de l'entorn familiar, social ni laboral.

En aquest punt, es podria reflexionar sobre si la persona no pateix també aquestes circumstàncies en el moment d'emmalaltir, perquè com es dóna a la realitat assistencial, els metges intentem curar únicament la malaltia, no la persona.

Si es fa una abstracció de la relació o comunicació específica entre el metge i el malalt, la comunicació, de manera genèrica, implica la relació entre dues parts, com a mínim, que es corresponen d'alguna manera. Si es defineix com un sistema analògic o digital, es podria dir que és com un procés de transmissió i recepció de senyals mitjançant un codi que és comú a ambdues parts, on es fan circular les idees, els missatges, les dades, les imatges, etc. L'ésser humà, com a ésser superior racional, té la capacitat de dotar de significat les idees, els objectes, els fets, les imatges. Es pot dir que quan es comunica s'efectuen uns actes continuats de codificar i descodificar, però no es fan de manera automàtica, com un convertidor de llenguatge, sinó interpretant els missatges, però tampoc de forma totalment objectiva, ja que la comunicació implica sempre una càrrega important de subjectivitat. Tota comunicació implica una visió personalitzada, no existeix l'objectivitat asèptica en la relació comunicativa entre les persones. Aquesta és l'arrel de la creativitat artística, que no té cap altre ésser viu. Identificar també les diverses maneres que hi ha de comunicar: verbal i no verbal, quan s'apliquen com una activitat presencial, quan és bidireccional: pròpiament la que hi ha entre el metge i el malalt. Aquest nivell de comunicació permet una retroalimentació immediata, perquè hi ha una resposta directa. Aquest aspecte és el que dóna un pes superior a la praxi mèdica diària, on radica l'interès d'estudi.

La relació metge-malalt s'entén que s'ha d'interpretar com un vincle especial que es crea entre dues persones; però no un vincle qualsevol, de coneixença o d'amistat simple; és un vincle en què per una banda hi ha una persona que demana un servei i, per l'altra, una persona tècnicament qualificada per atendre aquest servei però que ultrapassa el fet d'establir un contacte formal. És un servei en el sentit que li dóna Laín Entralgo, perquè es va configurant com una relació d'ajuda. Per tant, no s'ha d'entendre com a vegades s'ha dit en algun mitjà de comunicació o per alguns personatges que volen desprestigiar la professió, com una relació d'*objectivació;* ja que el metge mai ha de fer del malalt un simple objecte de contemplació, un espectacle, un instrument. D'aquesta concepció que en altre temps havia estat una realitat, quan la medicina no tenia una funció social, quan la salut no formava part dels drets fonamentals de l'home, sí que en trobaríem indicis, però en aquells moments era un concepte acceptat per la societat.

Per evidenciar aquesta afirmació només cal recordar com s'explicaven moltes de les assignatures clíniques en gairebé totes les facultats de medicina d'Europa durant el primer i segon terç del segle passat. Alguns clínics portaven els malalts a les aules multitudinàries i allà els interrogaven o bé els feien fer moviments d'algunes extremitats o caminar, de manera que els estudiants podien observar *in vivo* les patologies que s'explicaven. Per exemple, fa uns anys, hi havia classes en què es col·locava el malalt sobre una llitera amb rodes al centre de l'aula, on els estudiants l'observaven, l'interrogaven i l'exploraven gairebé sense miraments, ja que encara no estaven codificats els drets del malalt.

Es podria dir que aquella concepció de la relació metge-malalt únicament servia per als fins que volia el metge.

Actualment, la nova concepció de la medicina, la d'un dret humà com a conquesta social en l'aspecte de relació metge-malalt, ha desplaçat totalment el centre d'interès i ara aquest resideix en el malalt. La medicina es justifica pel malalt, per la sanitat, per la salut, per la felicitat i el progrés social.

Dins aquesta relació i comunicació entre el metge i el malalt, el metge també té drets: el dret a poder utilitzar les dades del malalt, per analitzar-les i extreure'n respostes que han de permetre saber-ne més i poder aplicar-les a malalts futurs i així millorar l'exercici professional; també té dret a demanar-li que accepti participar en estudis experimentals, sempre seguint les directrius legals que emparen i regulen els assaigs clínics, perquè es pugui seguir el progrés científic. Però sempre mantenint aquesta relació metge-malalt de manera interpersonal, la qual s'ha de caracteritzar per executar actes lliures, intel·ligents i acceptats.

La relació metge-malalt, quan és profunda i intensa, genera una gran confiança.

La confiança metge-malalt és tan important, que adquireix una dimensió que fins i tot el malalt autoritza el metge que pugui prendre decisions que poden afectar la vida.

Hi ha malalties en què la necessitat de fer responsable o partícip totalment al malalt de prendre una decisió pròpia, no és tan radicalment necessària. Aquest fet «innecessari» es dóna de manera clara en malalties menors o bé tècnicament no «opinables», per exemple, prendre antibiòtics davant un procés infecciós. Queda clar el dret a ésser informat, però també a prendre una decisió personal, quan es coneixen els avantatges i els desavantatges, en les malalties neoplàsiques o en aquelles que poden suposar un risc greu per a la vida, així com per a la qualitat de vida en el futur.

Vivència assistencial

El metge, davant la informació que ha donat al malalt, es pot trobar amb aquesta situació:

«Doctor, i vostè què faria en el meu cas? És vostè el que sap. Malgrat que m'ha explicat tot el que hi ha, segur que vostè sap millor que ningú quin tractament em pot anar millor, ho deixo a les seves mans».

Des del moment en què s'han codificat els drets del malalt, la primera conseqüència és que la salut és un dret fonamental, recollit en la nova legislació. Els malalts passen a tenir un paper central en el presa de les seves decisions. És un canvi de tres-cents seixanta graus sobre el concepte anterior de la praxis mèdica.

Encara queden restes d'una concepció paternalista de l'exercici de la medicina, on el metge decideix pel malalt; aquell «dret» a decidir el col·locava en una posició de «poder» gairebé absolut. En certa manera, la figura del metge era «deïficada».

Si es col·loca el centre d'interès en el malalt, la concepció paternalista deixa de tenir sentit i fins i tot és manifestament inacceptable, ja que el metge es converteix en el conseller del malalt, i per tant, s'estableix una relació nova entre el metge i el malalt. Aquesta relació nova ajudarà el malalt a prendre la millor decisió o la més adequada per als seus interessos.

Per tant, davant aquesta situació, sovint el metge ha de prendre la darrera decisió, però prèviament s'ha d'informar el malalt, aquest és l'aspecte diferencial i diferenciador de la relació metge-malalt actual. Però també hi ha situacions diferents.

«Miri, doctor, entenc perfectament el que em diu, fins i tot m'he informat i he de dir-li que hi ha una coincidència entre el que he arribat a esbrinar i el que vostè em diu i m'aconsella, però jo no accepto la proposta i no vull ni operar-me, ni fer quimioteràpia, ni radioteràpia...»

S'ha de respectar totalment la llibertat responsable del malalt, ja que té dret a no seguir les propostes terapèutiques proposades, atès que la vida és pròpia del malalt, i és ell qui ha de decidir finalment.

2 La relació metge-malalt segons el model sanitari

A banda del tractat de Laín Entralgo, referència filosòfica històrica obligada, actualment es reconeixen models diferents de relació metge-malalt. Aquests models responen a concepcions distintes de praxis mèdica, de models assistencials, que en les últimes dècades s'han anat implementant, ja que no n'hi havia fa seixanta o setanta anys. No obstant això, alguns ja estan del tot caducats en països que tenen una sanitat avançada, com Espanya, però encara n'hi ha de vigents en societats amb sistemes sanitaris no universalistes, com els que no estan estructurats sanitàriament:

- *Model paternalisme mèdic.* És el model més antic i clàssic, propi de les societats més primitives, en què el metge decideix pel pacient o, en alguns casos, és ajudat per un familiar il·lustrat. Aquest model és propi de sistemes sanitaris públics de beneficència, on els malalts no tenen autonomia ni drets reconeguts com, per exemple, en alguns països del centre i el sud d'Amèrica.

  Tot i que aquest model és el més freqüent en països en vies de desenvolupament, també es dóna en Estats Units, on milions de ciutadans no tenen cobertura sanitària.

  Aquest país capitalista, en què els drets socials o col·lectius en matèria de medicina es troben en un segon terme, està potenciant actualment la política sanitària per aconseguir una cobertura sanitària universal.

- *Model mutualista tecnocràtic.* En aquest model el pacient és un client i el metge actua com a tècnic expert que ha de facilitar uns resultats quantitatius. Per tant, no hi ha un control qualitatiu, de manera que el malalt es converteix en client i manifesta la seva satisfacció o no amb el metge, és a dir, no es dóna un compromís amb el malalt-client i el metge.

El client té un dret legal i contractual que el metge ha de complir, i pot facilitar que aquest adopti una actitud defensiva, sempre perjudicial per al malalt i per a la qualitat del servei. Aquest model, molt extés a l'Estat espanyol i ben valorat socialment, és típic de la medicina de mútues, d'assegurança lliure i de corporacions sanitàries privades.

- *Model cobertura universal (model social).* En aquest model hi ha una certa cooperació entre el metge i el malalt, ja que les decisions terapèutiques no són unidireccionals, en estar consensuades. El malalt, que és tractat amb drets, té reconeguts aspectes psicosocials, tot i que no sempre se'ls reconeix la importància que tenen. D'aquesta manera, el malalt rep tota la informació que pot entendre i discriminar, a fi de poder prendre, juntament amb el metge, les decisions que el puguin afectar. Per tant, hi ha una participació activa del malalt.

Aquest últim model és el que millor mostra la relació que hi ha en el sistema sanitari espanyol entre el metge i el pacient, així com el que millor s'ajusta als criteris ètics de qualitat. És el metge qui s'adapta al context social i psicològic dels malalts, tot i que cada escenari pot originar que s'hagi d'aplicar un model diferent de relació clínica, fins i tot en un mateix pacient.

En aquest punt, analitzada la importància que té la relació entre el metge i el malalt, s'hauria de potenciar la formació en habilitats comunicatives dels professionals del futur com una assignatura ens els estudis reglats de totes les facultats de medicina. Segurament, una manera perquè aquest missatge pugui arribar als estudiants de medicina és aconseguir una immersió total dels alumnes en la praxi assistencial diària, un repte per a la filosofia d'estudis del pla de Bolonya, que canvia radicalment la metodologia docent dels estudis universitaris de la branca de les ciències de la salut i de la vida.

Es pot afirmar, emprant els conceptes més moderns de comunicació, que el vincle que uneix el metge amb el malalt és la comunicació, és a dir, la transferència de coneixements entre l'un i l'altre.

El metge ha d'objectivar, ha de conèixer de manera operativa la realitat del malalt mitjançant els recursos exploratoris que estan clàssicament i perfectament explicitats en els tractats de semiologia: inspecció, palpació, percussió, auscultació, exploració endoscòpia, exploracions funcionals, exploracions per a la imatge, anàlisi, etc. Si simplement actués com a tècnic, només podria visualitzar les alteracions anàtomofuncionals o bioquímiques del malalt, mentre que si l'afecció és psiquiàtrica, mitjançant el col·loqui psiquiàtric, tests psicològics, etc., podria objectivar les alteracions «anímiques» del malalt: al·lucinacions, idees delirants, idees obsessives, alteracions afectives, esquizofrènies, personalitats duals, etc.

Vivència assistencial

L'activitat quirúrgica que he fet durant més de trenta anys no ha estat simplement un treball físic: observar l'anatomia, palpar-la, incidir òrgans, suturar i anastomosar vasos, intestins, vies urinàries, etc. En el transcurs de l'acte quirúrgic no m'he limitat a objectivar de manera contemplativa i operativa la realitat física del malalt, sinó que sempre he intentat preveure com es veuria afectada en el futur la vida del malalt que estic tractant. He procurat anar més enllà del fet orgànic, com preveure actituds i respostes del malalt, és a dir, aprofundir més enllà de la malaltia física. Per exemple, preveure una cicatriu en una persona jove.

Una intervenció quirúrgica pot ser paradigmàtica de com ha d'ésser la relació entre el metge i el malalt, novament formulada, és a dir, un malalt nun o és un simple organisme, ni tan sols en una situació de coma profund.

Però, exhaureix les possibilitats de diagnòstic global aquesta objectivació? Pot el metge limitar-se a una objectivació, transcripció diagnòstica o terapèutica?

Com a opinió personal, crec que no, de fet, aquest argument és una diana fonamental d'aquest llibre, una de les justificacions personals.

Últimament ha nascut un nou concepte en la relació metge-malalt, especialment en els casos de malalties cròniques i llargues relacionades amb el càncer, *l'acompanyament*. Aquesta nova figura terapèutica pressuposa que el metge està al costat del malalt durant tot el camí, però és el malalt el protagonista de la seva vida i, per tant, de les decisions que ha de prendre. El metge actua com a informador i conseller, ja que afavoreix que el malalt prengui les decisions més correctes sobre el seu estat evolutiu en cada moment, així com a suport perquè n'aconsegueixi els objectius. No obstant, això es farà sempre i quan les decisions que prengui el malalt no siguin perjudicials per a l'evolució de la malaltia que pateix o no suposin sortir dels principis ètics i deontològics del professional «acompanyant».

Aquest nou paradigma conceptual pressuposa superar el concepte passiu de pacient/malalt, per traduir-lo a persona/pacient/malalt. Així, aquest model es podrà donar quan els malalts puguin assumir aquest nou paper, així com els professionals entenguin el nou rol assistencial que tenen.

La filosofia de Laín Entralgo, que s'ha tingut present fins a la segona meitat del segle passat, s'ha vist superada en alguns aspectes. Des de fa algunes dècades, moltes de les relacions i creences tradicionals han canviat molt, entre les quals hi ha la relació metge-malalt i el paper que compleix el metge actualment en aquest canvi.

Moltes institucions i organitzacions que eren admirades i respectades en el passat recent, han vist com una part del prestigi que tenien s'ha passat a institucions, formes organitzatives i protagonistes noves, per exemple, les ONG. En alguns casos de manera clara i legítima, mentre que en altres com a conseqüència dels canvis motivats per un nou discurs i debat polític. Aquest canvi també ha afectat a la relació metge-malalt, així com a la medicina en general, on hi ha hagut una devaluació del respecte i de l'admiració professional.

Aquest discurs i debat polític nou no només és el responsable d'aquests canvis, sinó que va acompanyat d'una denominació nova. En l'actualitat, en la vessant institucional, el concepte de metge està desapareixent, ja que ha quedat diluït en un concepte global que rep el nom de *sanitat*. Així, el lloc que abans ocupava el metge, qui s'ocupava del malalt de manera identificada, ara l'ocupa una organització que s'encarrega de vetllar pels problemes mèdics, les malalties... que reben actualment el nom de *problemes de salut*. D'aquesta manera la nova figura de referència està sotmesa al debat i al discurs polític, a qüestions d'imatge clarament pensades moltes vegades en rèdit electoral, a l'opinió pública.

La figura del metge, així com la relació metge-malalt, queda relegada per personal sanitari i una societat de serveis sanitaris. Això no significa que no hi hagi una relació entre el metge i el pacient, ja que el metge intenta escapar del concepte de funcionari i el pacient de ser un nombre de la història clínica amb l'objectiu de rebre una atenció mèdica individual.

Així, molt sovint el pacient té la sensació que el metge compleix el seu horari i no està, com fa un temps, disponible de manera generosa per al pacient, tot i que l'entrega del metge és tècnicament correcta. Per tant, el sistema sanitari administratiu transforma el pacient i el metge en persones gairebé anònimes.

En aquest punt, tot i una vessant negativa del sistema, també es troben els punts forts que donen prestigi a la medicina actual: els avenços científics i la sofisticació tecnològica.

No obstant això, també s'observa que la ciència, com a valor social actual, tampoc gaudeix de prestigi, contràriament a allò que succeïa fa un segle. Contràriament, la tecnologia és venerada, prescindint de qui la innova i la maneja. En l'ambient de les comunicacions de masses, és suficient amb estar atents a les notícies dels canals de televisió, tant públics com privats, per adonar-se que la mentalitat es decanta cap a una visió científica i tecnològica, juntament amb paraules, moltes vegades demagògiques i manipuladores de comunicadors i d'alguns científics irresponsables que la gent pot rebre una cura de qualsevol malaltia, de manera que té dret que la sanitat, és a dir, l'organització, la hi doni. Per tant, s'envia un missatge subliminal, que el progrés científic i mèdic, així com les seves aplicacions a l'assistència diària, pot estar a l'abast de la humanitat, ja que preveu que a mig i llarg termini no hi haurà malalties incurables; que es podrà aturar l'envelliment, o fins i tot evitar la mort, quan la realitat és ben distinta i llunyana.

És cert que el gran impuls de la biomedicina en els últims vint anys ha obert les portes a una nova medicina conceptual: la medicina molecular, amb una tecnologia més fiable; investigació translacional; cura de molts càncers, així com el paper de les cèl·lules mare en un futur no llunyà.

També es té la sensació que fruit d'aquestes possibilitats d'aplicacions científiques i tecnològiques tindran tractament totes les malalties, tots els símptomes dels pacients, fins al punt que es podran curar les malalties provocades per la societat. Sovint es fa arribar el missatge a l'opinió pública que amb els fàrmacs nous i amb els aparells sofisticats que hi ha actualment es té garantida la salut de manera pràcticament absoluta i omnipotent, on només els centres hospitalaris que tenen aparells tecnològics o experimenten amb les molècules poden fer efectiu aquest missatge.

Com a conseqüència d'aquest missatge subliminal, la societat té la sensació que els responsables sanitaris han de fer tot allò possible per vèncer la mort, atès que les expectatives que es transmeten a la societat en relació amb la salut no tenen límits, fins al punt d'arribar a pensar que la mort no forma part de la concepció de la vida. Aquesta concepció és errònia, perquè en l'exercici pràctic de la medicina la ciència no és exacta, ni la tecnologia i els medicaments infalibles.

Hi ha gent ben intencionada que valora de manera excessiva les possibilitats de la medicina actual, i a vegades de forma irreflexiva o irresponsable, en el sentit que la medicina ara «ho cura tot o quasi tot»; però desgraciadament els metges coneixem que existeixen patiments pels quals no hi ha una teràpia efectiva. Com Noah Gordon manifesta en *El metge,* el mestre diu al deixeble: «... encara que et dediquessis a estudiar medicina durant més d'una vida, vindrien a tu persones amb malalties que són desconegudes...».

Com a mostra actual estan les idees, les manifestacions i els reptes que, de manera constant, ens arriben del geriatra i del metge i biòleg anglès Aubrey de Grey, que treballa en el desenvolupament d'una estratègia de reparació de teixits per rejovenir el cos i permetre una esperança de vida indefinida. És evident que els metges i els pacients tenen una gran preocupació per l'envelliment, i no tan sols per l'efecte positiu de la possibilitat d'allargar l'esperança de vida, sinó també pels aspectes negatius, ja que aquesta teòrica longevitat permet transformar moltes malalties en cròniques i a la vegada l'allargament de la vida, possibilitant l'aparició de malalties noves.

Aquest metge és conegut, entre d'altres coses, pel seu llibre *La teoria del envejecimiento de los radicales libres mitocondriales,* on afirma que els coneixements per desenvolupar teràpies mèdiques contra l'envelliment ja existeixen, però el problema principal és el finançament; el dilema que la ciència està per davant de les aportacions, els finançaments i les possibilitats econòmiques. Actualment, les seves investigacions estan orientades a identificar i desenvolupar una tecnologia que sigui capaç de modificar o *invertir* algunes reaccions metabòliques naturals que produeixen metabòlits nocius i que són, en definitiva, els responsables de l'envelliment de tots els teixits. Aquestes teories les va exposant de manera continuada i organitzada, estratègia de la fundació que en dirigeix, Fundació Matusalem, en nombroses aparicions en els mitjans de comunicació, conferències, articles, debats i documentals. Des de l'any 2005, les seves investigacions se centren en un pla detallat, que rep el nom d'«Estratègies per a la Senescència Negligible Enginyeritzada», que estan totalment enfocades a la prevenció de l'envelliment i a l'aparició del deteriorament físic i cognitiu.

Tots aquests aspectes són molt controvertits, ja que hi ha una gran discussió sobre aquestes teories; fins i tot la revista *Technology Review,* una referència en innovació tecnològica multidisciplinària, va publicar un debat sobre la validesa de les teories de De Grey, les quals no van ésser refutades radicalment per cap dels ponents que hi participaven, i d'altra banda, un personatge de referència en biotecnologia, William Haseltine, ha afirmat: «La medicina regenerativa no és una probabilitat, sinó una realitat a curt termini».

Per tant, defugint de sensacionalismes més o menys interessats o realistes, és cert que hi ha un corrent que segueix insistint en aquests missatges d'una teòricament possible immortalitat.

Si es reflexiona sobre aquestes idees es podria dir que la societat manifesta el «síndrome de Dorian Gray», és a dir, qui va vendre l'ànima al diable per ésser immortal i per no envellir, fins al punt d'ésser jove i esvelt com el retrat que tenia amagat a casa. Aquest absurd s'observa en el moment que una persona gira el cap per veure un infant disminuït i s'alegra de no patir aquella situació, quan en molts casos amb una bona teràpia i un bon suport, aquests infants podran desenvolupar-se intel·lectualment, social i laboral.

Aquest debat obre la reflexió de conèixer quin és el benefici, el resultat final de poder allargar la vida. Sovint s'obvia inadequadament les cures pal·liatives, que podrien ésser més beneficioses i apropiades en moltes situacions.

Aquest progrés de la biomedicina també ha posat sobre la taula nous problemes ètics i morals: l'augment de l'esperança de vida, la gran longevitat, ha modificat l'acte de morir. Fa un anys, la medicina no estava tecnificada i els recursos terapèutics eren també migrats, és a dir, tot tenia una dimensió més humana, i la mort arribava quan havia d'arribar, no es podia planificar. En la actualitat, contràriament, en la medicina pública, en concret l'hospitalària, amb uns professionals altament qualificats, ha propiciat que la major part dels malalts creguin que l'hospital és l'indret salvador i, per tant, la mort els arriba en aquest indret. Fins fa uns anys, la major part dels pacients morien a casa, envoltats de la família; ara la pròpia medicina proporciona que no existeixin els malalts desnonats, sinó que reben el nom de terminals. Ara els malalts moren sense patir, però també sense la presència de la família. Potser seria convenient reflexionar sobre allargar la vida de manera inútil, que també hauria d'ésser una gran aportació de la medicina.

En aquest context, cal incorporar, seguint el doctor Sanz Ortiz, nous conceptes en la praxis mèdica dins un context de cures pal·liatives:

- Introduir paulatinament l'atenció a la mort del malalt. Per exemple, fa uns anys, en un congrés d'urologia oncològica que va tenir lloc a Palma de Mallorca es va programar una ponència sobre cures pal·liatives i atenció al malalt terminal, que malgrat la novetat i la incertesa del tema, fou seguit amb molta atenció pels assistents.
- Conèixer com cal tractar el malalt terminal per acomiadar la vida. En aquest punt, és la sedació un camí que cal acceptar?
- Respectar els valors, prioritats i creences del malalt en el punt final de la seva vida.
- Aconseguir que el malalt pugui morir sense patiment i acompanyat d'alguna persona propera.
- Assistir correctament el malalt perquè tingui una mort digna.

S'hauria de plantejar un canvi de paradigma, on tot és possible i on s'han d'utilitzar tots els mitjans disponibles per vèncer les malalties. Si finalment no hi ha una concordança amb el concepte de salut que es va definir a la reunió d'Al-Mahata: *la capacitat mental i física plena*, i les tendències actuals que demanen poder gestionar la biologia i la salut com a estratègia per allargar l'esperança de vida. Paracels va formular al segle xv una definició humanística de salut: «l'equilibri de l'ésser humà amb si mateix i amb el seu medi ambient».

3 Habilitats de comunicació

3.1 *Reflexions per a un canvi de model*

Les habilitats de comunicació estan especialment indicades i destinades a millorar la relació metge-malalt, en general, i de manera especial en les malalties greus, les oncològiques, les degeneratives cròniques de llarga durada i també les que posen en perill greu la salut i que estan relacionades amb els estils de vida de la població. De manera directa, es fa referència a totes les malalties de transmissió sexual.

Des d'un punt de vista formatiu, als metges els ensenyen unes habilitats de comunicació que són tècnicament molt correctes, si més no teòricament, però que no van dirigides, i aquí és on està el problema, a captar el fet d'estar malalt en una dimensió triple «global, personal i social», com s'ha vist anteriorment.

Aquesta dimensió està pensada per elaborar la història clínica, que és un text fonamental i, alhora, la primera relació que estableix el malalt amb el metge. El metge ha de fer una entrevista tècnicament correcta; ha de tenir una bona comunicació verbal i entendre què té el pacient, ja que sovint aquest no s'expressa amb claredat, en la major part dels casos per una formació cultural reduïda.

Els eixos principals per elaborar una història clínica estan molt ben definits i explicats en els llibres de text. Així, es pot comprovar que els metges més joves són capaços d'elaborar una història clínica totalment correcta en què s'aporten els elements significatius que permeten captar de manera ordenada les manifestacions sindròmiques, és a dir, fer un esbós molt clar d'allò que té el pacient i conèixer els punts que defineixen les investigacions que s'hauran de fer per arribar al diagnòstic definitiu. Però també s'observa que l'interrogatori al qual se sotmet el malalt i les exploracions físiques que segueixen aquesta entrevista, van encaminats a obtenir el diagnòstic anàtomofuncional de la malaltia, però en absolut s'emmarca el cas dins un context d'alteracions emotives, personals, familiars, socials o laborals.

En aquest punt, cal remarcar novament que és necessari que els plans educatius de les facultats de medicina incorporin una formació en habilitats comunicatives, reflexió que ve motivada per l'experiència personal.

En relació amb aquesta reflexió, no s'ha donat una evolució formativa en nous models d'entrevista mèdica per elaborar el document de la història clínica; ja que no es comenta que cal conèixer noves tècniques per poder elaborar-lo com, per exemple, la comunicació no verbal.

A banda de vigilar els aspectes psicològics de com comunicar males notícies, també és molt important l'entorn físic on es comunica aquest tipus d'informació, ja que sovint no es cuida aquest aspecte.

4 La comunicació no verbal

Els psicòlegs i els psiquiatres fa temps que practiquen aquesta forma de comunicació i reconeixen que conèixer com es mou una persona proporciona indicacions sobre el seu caràcter, els seu estat d'ànim, les seves emocions i les reaccions que tenen sobre l'entorn que l'envolta, indicacions que s'incorporen en la història clínica.

S'ha d'assumir el fet que la comunicació no verbal no és present en la pràctica mèdica, amb les excepcions esmentades anteriorment. Així, cal aprendre sobre què significa cadascun dels comportaments no verbals, els quals donen indicis i són expressions d'intencions emocionals. D'aquí la importància que el metge tingui coneixements i habilitats en aquesta forma de comunicació per poder comprendre el significat.

Per poder comprendre aquesta comunicació, aquesta gesticulació, s'ha de tenir en compte una sèrie de criteris:

- Cada comportament no verbal està associat al conjunt de la comunicació de la persona; un sol gest aïllat té un valor en el conjunt.
- La interpretació dels moviments i gesticulacions no verbals s'han de traduir i interpretar de manera congruent amb la comunicació verbal.
- Cada gesticulació i comportament no verbal s'ha de contextualitzar dins la comunicació.

Per tant, caldria aconseguir que dins de la formació mèdica en habilitats de comunicació hi hagi un apartat dedicat a la comunicació no verbal, de manera que s'hauria d'ensenyar a interpretar.

L'expressivitat corporal, facial, gesticulació, palpació de determinades zones de l'anatomia permeten interpretar que hi ha una focalització que també té una referència en la malaltia, moment en què el metge ha de saber captar aquestes accions i conèixer què té el malalt en aquelles determinades àrees anatòmiques.

Segons els estudis de l'antropòleg Albert Mehrabian, únicament el 7 % de la comunicació entre dues persones es fa mitjançant les paraules; el total de l'estudi mostra que la comunicació entre persones queda desglossada de la manera següent:

- 7 % a través de la paraula.
- 38 % mitjançant la veu (entonació, projecció, ressonància, to, etc.).
- 55 % de llenguatge no verbal (gesticulació, postures, moviments dels ulls, respiració, etc.).

La importància de la comunicació no verbal queda ben palesa amb aquestes dades.

La comunicació no verbal és molt important a l'hora d'obtenir informació del malalt, ja que hi ha una part de les dades que no les verbalitza, però que en canvi les comunica gestualment.

És un fet que aquestes habilitats comunicatives no estan plenament desenvolupades en la formació curricular dels metges, fet que en genera un dèficit. Això es podria corregir si estigués incorporat en els plans d'estudis com una nova manera d'entendre la comunicació entre el metge i el malalt.

D'altra banda, els instituts de ciències de l'educació (ICE) de les universitats, ja fa temps que han manifestat que cal incorporar noves tècniques de comunicació en la formació dels metges, però fins fa relativament poc temps no s'han incorporat al *corpus curricular*. Per exemple, alguns gestos no verbals permeten conèixer les patologies següents:

- Segons la postura corporal, és fàcilment deduïble que hi ha una focalització d'una patologia osteoarticular, per exemple, com situa el cos o com s'asseu a la cadira.

- Hi ha gestos conscients que poden variar segons la cultura del malalt i que no tenen un significat traduïble com, per exemple, estrènyer-se l'abdomen quan es tenen recargolaments intestinals.
- Alguns gestos expressen estats emotius, ansietat, estat de tensió, ganyotes de dolor, rictus d'alegria, etc., per exemple, tancar els ulls i estendre el coll en casos de cefalea.
- Per expressar emocions i estats d'ànims s'acostuma a fer servir l'expressió senzilla, juntament amb la mirada, fet que permet regular la interacció i reforçar el receptor, que són moviments difícils de controlar.
- La mirada també té una gran importància, ja que té un paper cabdal en la percepció i expressió del món psicològic.
- El somriure s'utilitza per expressar simpatia, alegria o felicitat. A més, també es fa servir en situacions de tensió, perquè és una manera de relaxar l'ambient emotiu i, per tant, té un efecte terapèutic.

5 Comunicar males notícies i tenir cura de les emocions que es provoquen

En aquest punt, cal esmentar que mentre el pacient o la família no rep una mala notícia, la persona que el metge té davant és una persona sana, és a dir, encara no té un impacte emocional i viu aliena al problema. Així, en el moment de rebre la notícia, la vida del pacient es destrona i el temor i la inseguretat n'ocupen la ment. Cal tenir present que el diagnòstic confirma una realitat que el pacient hauria de tenir assumida; no obstant això, el moment de rebre'l confirma les sospites que anteriorment ja pensava el pacient. Per tant, s'hauria d'ésser conscient que la malaltia és una cosa consubstancial a la vida, a la naturalesa humana, de manera que quan el metge ha de donar una mala notícia ha de preveure que provocarà una reacció emotiva intensa, que és mal tolerada i que afecta especialment.

Hi ha persones que quan estan malaltes, quan reben una mala notícia, els envaeix una sensació de desgràcia que no podran eliminar del seu cos durant tot el procés de la malaltia, ja que ho manifesten com un fracàs a la vida.

Cal tenir ben clar que es pot canviar la naturalesa de les coses, és a dir, cal fer entendre el pacient que tot i els avenços tecnològics i científics o les investigacions dels nous fenòmens de la naturalesa i la biologia, s'ha de continuar vivint amb la malaltia.

Òbviament, el metge ha de comunicar el pacient que es tractarà la malaltia de la manera més eficaç possible, seguint les millors evidències científiques, ja que els metges que es dediquen exclusivament o preferent a les malalties neoplàsiques treballen cada cop més de manera multidisciplinària.

Atès que la mala notícia s'ha de donar necessàriament, cal procurar que es compleixin una sèrie de condicions que justifiquin la virulència de la reacció.

S'ha de procurar que la informació que es transmet sigui rellevant, concreta i clara sobre la malaltia o el fet (accident greu) que es comunica. El pacient/familiar ha de tenir/percebre una comunicació inequívoca. El *shock* psicològic que es genera no ha de crear dubtes, la informació ha d'ésser clara i concreta.

En la majoria dels casos, quan una persona rep una mala notícia, com el diagnòstic de càncer, ha de fer una interrupció temporal de l'activitat professional, tot i que en alguns casos suposa una baixa laboral definitiva, fet que comporta perdre un objectiu que donava sentit a moltes de les activitats de la vida diària. En aquest punt, el pacient ha de reconduir la seva vida, ha de redefinir el futur personal fora de l'àmbit laboral.

Aquesta transició vital es dóna gairebé sempre massa d'hora, el que significa que ha de trencar amb les expectatives individuals que té i, com a conseqüència, provoca que l'adaptació a aquesta situació nova sigui dificultosa.

Si el malalt és un home percep que el rol de sustentador de la família que tradicionalment ha tingut assignat es veu amenaçat; en el cas de la

Vivència assistencial

Visitava un pacient, metge de primària, tenia una analítica amb un PSA alt i amb un índex que recomanava fer-se una biòpsia de pròstata, fet que li vaig comunicar amb un raonament de la proposta. La reacció immediata fou que si era realment necessari fer això. En aquest supòsit, li vaig recomanar que es fes la biòpsia. Al dia següent va venir novament per explicar-me que s'havia documentat bé i que aquella xifra elevada de PSA podia ser deguda a diverses causes o circumstàncies que ell tenia, de manera que no era necessària la biòpsia. Em va comentar que sabia que per efectuar la determinació del PSA era convenient que hagués passat com a mínim una setmana sense haver mantingut relacions sexuals, ja que aquestes i l'ejaculació podien produir elevacions transitòries del marcador. Aquell raonament era cert, però s'oblidava d'un aspecte important i era que des de feia unes cinc setmanes prenia alfa-bloquejants i descongestius prostàtics, que el que feien era reduir al mínim aquestes elevacions de PSA i, per tant, la xifra obtinguda en dues determinacions, cadascuna estava elevada per sobre del màxim de normalitat, era consistent i aconsellava la pràctica de la biòpsia prostàtica.

Es tracta de la negació immediata de la possibilitat que això li passi a una persona, és la reacció primera i primària que més afecta i condiciona.

dona, contràriament, especialment les que no han tingut una relació amb el mercat laboral, perceben que comença una etapa de sobrecàrrega, ja que no podran assumir per si mateixes les funcions familiars que fins ara tenien, de manera que altres persones les hauran de suplir.

A més, s'inicia un nou rol d'adaptació en el si de la família i de la parella.

Freqüentment, una de les reaccions que acostumen a tenir els pacients i les famílies quan reben la notícia, és expressar al metge els seus sentiments:

- Què he fet perquè em passi això!, davant un diagnòstic fatal.
- *On ho he agafat!,* davant el diagnòstic de HIV, per exemple.
- Perquè a mi... Si sempre he duit una vida sana!

Per tant, una segona acció immediata que ha de tenir el metge amb els pacients és fer-los entendre que han de modificar aquests sentiments inadequats.

Es pot assegurar que no hi ha res més inevitable que la mort; però malgrat aquesta categoria permanent, s'ha de dir que l'ésser humà no està preparat per afrontar-la. Tota la vida estudiant i amb una preparació per a la vida, però en cap moment les persones han tingut una preparació per fer front a la mort de les persones del voltant o fins i tot, la mort pròpia. Dins el context d'aquestes reflexions, no tan sols la mort no ha estat motiu de reflexió i preocupació, sinó que tampoc s'ha reflexionat sobre la salut mental en el moment de fer front a un patiment desagradable.

L'ésser humà no està preparat per acceptar aquest tipus d'esdeveniments com, per exemple, tenir un fill o filla amb paràlisi cerebral, una malaltia cerebral, una malaltia incapacitant progressiva o una minusvalidesa severa. Per tant, la primera cosa seria acceptar la situació per poder procurar les millors condicions de vida, tant per a la persona afectada com per al seu entorn. És important fer veure a tot l'entorn i al propi malalt que el patiment no és inevitable, per tant, cal acceptar-lo per combatre'l.

Així, tota l'energia s'ha d'utilitzar per fer entendre, de manera realista, que s'ha d'abandonar la lamentació i emprendre una lluita particular, i en comú, perquè es pugui superar aquesta adversitat o suportar-la amb el mínim sofriment.

Una de les grandàries de l'ésser humà és la capacitat d'adaptació a la realitat, però entesa no com a resignació en un sentit religiós, sinó com a una situació en què la persona, en aquest cas el malalt, posarà tots els recursos personals que disposa per millorar i/o revertir la situació d'adversitat. Per tant, cal aconseguir la felicitat, és a dir, cal actuar i no lamentar-se.

Altres pacients, en rebre la mala notícia, no se senten derrotats, sinó que troben la forma de reconduir les energies i, sense cap mena de dubte, han estat capaços de desenvolupar recursos i habilitats per superar les situacions adverses que la vida ofereix diàriament. Són

Vivència assistencial

A continuació exposaré la història d'una malalta a qui vaig diagnosticar un càncer renal, en estadi molt precoç, fet que va afavorir que la cirurgia radical (amb extirpació total del ronyó o de la cel·la renal) el curés, ja que el tumor estava localitzat.

En aquesta carta, les reflexions de la pacient es podrien titular «complicar-se la vida inútilment»:

«... Amb quina facilitat gastem una bona part de les nostre energies i il·lusions intentant aconseguir objectius que ara veig absurds, si més no impossibles! [...] ens passem la vida treballant com a negres per poder comprar moltes i moltes coses, que ara veig com inútils. Malgastem el nostre temps anant amunt i avall sense trobar mai l'indret que cerquem. No parem de córrer i córrer durant tot el dia perquè quan arriba la nit, la nostra més absurda sorpresa és que el dia de demà haurem de seguir corrent. De qualsevol fotesa en fem un problema; moltes vegades els conflictes que creiem que tenim, són simples cabòries que únicament estan a la nostra ment; patim amb massa freqüència tragèdies inexistents; desitgem metes absurdes, i el pitjor de tot és que al final... ens sentim desgraciats. Ara, i sabent el que em passa, veig quanta energia i quan de temps malgastat, i el que és més absurd, encara és que sabem del cert que les dues coses són temporals, són finites, però que malgrat ho sabem, els malgastem talment fossin inesgotables. Ara veig ben clar que hem d'agafar el timó de la nostra vida i saber-la conduir amb seny; la vida pot ésser tan fàcil com nosaltres la vulguem situar en cada moment o tan difícil con la vulguem sentir. Sé perfectament que molts esdeveniments no depenen de nosaltres mateixos, però sempre serà molt més fàcil abordar-los si dirigim la nostra energia a superar les dificultats, i no a engrandir-les, si la nostra sensibilitat cerca sempre el benestar, la plenitud vital, els aspectes positius en cada situació i no perdem el temps autocastigant-nos inútilment...».

persones que somriuen, les quals no mostren el somriure com un simple rictus, sinó que és l'expressió d'una satisfacció interna.

Quan un metge entra en contacte amb el familiar o els familiars als quals ha de comunicar una mala notícia, es troba davant unes persones amb una gran inquietud, amb presses per saber de què es tracta, un nerviosisme exacerbat, un aspecte físic que amb l'expressió de la cara denota temor i un desencaixament que transmet dramatisme, ja que s'esperen el pitjor.

S'ha de fer la comunicació en un espai còmode i que ha de permetre una proximitat física que ajudi que els afectats sentin el suport del metge, que aquest viu també el drama del moment i que transmet tot el suport afectiu.

Sovint, aquest ambient intimista no existeix, es dóna la mala notícia estant drets o asseguts en un banc o en cadires d'una sala d'espera, o drets en un passadís del hospital, és a dir, en qualsevol lloc que precisament és el menys indicat per fer-ho, ja que quan el o els familiars reben la notícia no tenen l'entorn que ha d'envoltar l'ambient de *shock* afectiu. Aquest fet es dóna amb freqüència i és un clar exemple de com no ha d'ésser l'espai i l'ambient d'aquest aspecte dramàtic de la comunicació mèdica.

Capítol 2
Suggeriments i propostes per a un canvi

Els plans educatius actuals han de preveure una formació específica en habilitats comunicatives, necessitat que es manifesta a través de l'experiència personal i professional diària.

Com a pinzellada, amb el pla de Bolonya, algunes de les idees que canviaran en els nous programes formatius de les facultats de medicina són les següents:

- Escoltar amb atenció, obtenir i sintetitzar la informació pertinent sobre els problemes que afecten el malalt, així com comprendre el contingut d'aquesta informació.
- Establir una bona comunicació interpersonal, que capaciti per adreçar-se amb eficàcia i empatia als malalts, familiars, acompanyants i altres metges i professionals sanitaris.
- Redactar històries clíniques, informes mèdics i altres registres mèdics de forma comprensible per a terceres persones.
- Comunicar de forma efectiva i clara, tant oral com escrita, amb els pacients, familiars i acompanyants, per facilitar-los la presa de decisions, el consentiment informat i el compliment de les prescripcions.
- Donar adequadament al pacient i/o acompanyants la informació pertinent sobre el procés patològic, les seves bases i conseqüències, incloent-hi les males notícies.
- Comunicar-se de manera clara, tant oral com escrita, amb altres professionals i amb els mitjans de comunicació.

– Conèixer adequadament la llegua anglesa, tant oral com escrita, per poder comunicar-se científicament i professional de forma eficaç amb el món científic i mèdic internacional.

També de vegades, és cert, resulta molt difícil entendre i comunicar-se amb el malalt, ja en l'entrevista el metge adverteix que no hi ha la confiança i l'empatia que hauria d'haver, fins i tot no hi ha compenetració, que sempre és necessària i imprescindible.

La causa d'aquesta «incomunicació» o falta de confiança es pot situar a cada part, a vegades el malalt es tanca en banda, però també hi ha metges que no saben fer cunya dins l'afecte i psicologia del malalt.

Per tant, el metge ha d'intentar entrar en l'empatia del malalt de manera tangencial, sempre a partir de les preocupacions, temors, pors o a partir d'alguna de les opinions que acaba d'expressar. D'aquesta manera, cal comunicar el missatge amb una comprensió càlida i sincera.

En conclusió, és molt important que el pacient pugui notar que el metge l'entén, és a dir, que la comunicació s'ha de cuidar i s'ha de conèixer la gesticulació verbal i no verbal, com s'ha exposat anteriorment.

Com a mostra d'aquesta teoria, concretament sobre la incapacitat i la responsabilitat del metge, a continuació es detalla una experiència personal.

Estava en una visita on havia de comunicar el diagnòstic d'un càncer vesical a un home d'uns cinquanta anys. En el moment que li ho vaig dir, el pacient va fer comentaris realistes i clars d'allò que li representava la malaltia des d'aquell moment: la família, els fills, la feina, la quimioteràpia, etc. Jo li vaig dir *«el comprenc»*. Amb aquest comentari volia donar un raonament dolç per entendre una mostra íntima de com se sentia l'home. La resposta del malalt fou immediata, contundent, impactant i agressiva: «Com ho pot comprendre vostè, si el que té el càncer sóc jo?».

1   El contacte físic com una manera de comunicació

Un altre aspecte poc explorat de la relació metge-malalt és la importància que té el contacte físic entre persones. Per exemple, els nadons tenen una sensibilitat vers el contacte físic, ja que el tacte, la sensibilitat tàctil, és el primer sentit que desenvolupen per relacionar-se amb el món exterior.

La pell, per tant el tacte, és el primer òrgan emocional per on es reben les primeres sensacions i emocions. Durant tota la vida, el contacte físic seguirà sent una part molt important de la comunicació i la relació humana.

Això té una correspondència en l'anatomia i la fisiologia del cos humà, ja que en el cervell l'àrea que rep els estímuls sensorials del tacte ocupa una gran extensió, una de les més grans i específiques del cervell humà.

No cal dir que quan s'aconsegueix una bona comunicació assolim una millor intimitat física, per exemple en la parella, és quan hi ha les millors relacions, com succeeix entre el nadó i la mare. Els nens se senten més segurs i protegits envers qualsevol perill quan estan ben acotxats pels pares; es relaxen, se senten agombolats de manera sensual i senten la tendresa que els pares els expressen.

Per aquest motiu, quan una persona es dóna la mà amb una altra, es poden diferenciar dos tipus d'individus: els que donen la mà de manera tova, sense força, i no transmeten res, i els que la donen de manera clara, forta, intensa i transmeten seguretat, entesa i ganes de relacionar-se.

Aquesta segona forma és una de les recomanacions que reben els grups universitaris en atur en Estats Units quan assisteixen a cursos de formació per conèixer les tècniques de com s'han de comportar en anar a cercar feina.

Així, donar la mà de manera clara, contundent i oberta, si va seguida d'una abraçada, forta o no, aquest simple fet de tacte-contacte, que dura pocs segons, pot comunicar més entesa, suport, seguretat i confiança que una conversa de molts minuts i, evidentment, que un missatge o carta escrits. Per tant, el contacte físic és una forma molt directa i immediata de comunicació. Si això es transforma en relació metge-malalt, és a dir, en la comunicació entre el metge i el malalt, posa de manifest que s'ha de donar la mà de manera clara als malalts i transmetre aquesta seguretat i confiança.

La psicologia conductista o del comportament, que té un origen remot en els estudis sobre el reflex condicionat d'Ivan Pavlov i en la llei de l'efecte de Thorndike, porta un llarg historial d'estudis que demostren la importància del contacte físic —sexual o no— en el benestar de les persones. Fins i tot, s'han establert a fi que les persones puguin recobrar la confiança en elles mateixes i en la gent del seu entorn.

L'any 1976 el psicòleg alemany Rudi Wormser, aleshores assistent a l'Institut de Psicologia de la Universitat de Munich i investigador de l'Institut Max Planck en els camps de la psiquiatria, psicopatologia i psicoteràpia, va publicar *Sensitiv Spiele. Wie man neuartige Kontakte knüpft und überraschungen Erfahrungen macht* (Jocs de sensibilitat. Com fer nous contactes i tenir experiències sorprenents). Aquest llibre és un recull d'exercicis individuals i col·lectius orientats envers el restabliment de la confiança mitjançant el contacte físic —sexual i no sexual— amb altres persones. El doctor Wormser va dirigir a Alemanya durant anys seminaris de *Sensivity-Training* o «entrenament de la sensibilitat i dinàmica de grups» durant els caps de setmana en alguna masia. La taula d'exercicis estava encaminada essencialment a superar les inhibicions de la sensibilitat provocades per una educació autoritària i estricta.

Actualment, la psicologia conductista està desenvolupada com perquè els resultats de les seves investigacions puguin formar part de la formació dels metges per tal d'aconseguir una comunicació professional més humana entre el metge i el pacient.

És important per mantenir l'eficàcia professional que el metge posi en perspectiva el patiment del malalt, a fi i efecte de mantenir l'objectivitat necessària per avaluar amb lucidesa aquesta condició. També és important que aquesta perspectiva objectiva no obstaculitzi

> **Vivència assistencial**
>
> Mentre es visita els malalts ingressats, he observat un detall que amb el temps he donat molta importància: es tracta del contacte físic amb el malalt. Quan m'apropo al llit d'un malalt per veure com es troba o ha passat la nit, és a dir, quan es fan les primeres preguntes generals, li agafo la mà, que vaig aguantant i estrenyent a intermitències, fins i tot li dono pessics al dors de la mà, a fi que sigui una comunicació més intensa, ja que el reforç del tacte augmenta la confiança, la seguretat en el procés, la satisfacció del tracte.
>
> Aquest acte el vaig començar a aplicar a través de les lectures sobre habilitats de comunicació i després d'assistir a seminaris organitzats per l'ICE de la Universitat Autònoma de Barcelona, on s'informa la gent dels avantatges del contacte físic, perquè posteriorment cada professional els apliqui en el seu àmbit laboral.

la capacitat del metge de transmetre al malalt la seva confiança i solidaritat per vèncer la malaltia de manera conjunta.

En aquest punt, cal conèixer quines són les característiques principals que ha de tenir un bon comunicador:

- Fer-se entendre.
- Expressar-se amb claredat.
- Saber escoltar.
- Convèncer l'interlocutor.

És veritat que algunes persones estan dotades amb aquests atributs des del naixement; el do de la paraula persuasiva és a vegades una qualitat des del bressol, però també és cert que es poden adquirir mitjançant un bon aprenentatge planificat, que es por convertir en un hàbit diari, el qual reportarà una gran millora en les relacions personals. Des del moment que una persona és capaç d'establir una teoria de la comunicació, aquesta pot convertir-se en una assignatura per aprendre, basta dotar-la d'un codi d'aprenentatge.

La informació que transmet el metge al malalt ha de complir una sèrie de requisits teòrics, tal com aconsellen tots els manuals de teoria general de la comunicació: el que es digui ha de ser rellevant, ha de ser suficient, ha d'ésser l'adequat i ha de ser precís. Aquestes premisses permeten apropar-se a l'excel·lència de la relació comunicativa entre el metge i el malalt en un context de medicina moderna, pública, i centrada en els drets del pacient de manera fonamental.

En reflexionar sobre els aspectes formals de la comunicació del metge amb el malalt, s'ha de tenir en compte que les teories generals de la comunicació, els aspectes formals de tot acte comunicatiu, ja que aquests aspectes son vàlids per a qualsevol tipus de relació comunicativa.

S'ha de saber de manera molt clara: a qui va dirigida (coneixement del malalt en els diversos aspectes: cultural, social, intel·lectual, econòmic, familiar, religiós, professional, etc.) i adequar les preguntes i reflexions a la realitat individual concreta. També s'ha de tenir molt present quin és l'objecte de la comunicació; s'ha de parlar del tema central i no canviar de context o parlar d'altres temes, ja que segons la gravetat d'allò que s'està comunicant es pot caure en una frivolitat que pot ferir la sensibilitat del malalt i, fins i tot, causar-li un perjudici psicològic greu. Un aspecte important és el lloc on es dóna la informació, és a dir, el lloc on s'estableix la comunicació, perquè com s'ha comentat anteriorment, en molts casos aquesta comunicació requereix d'una certa intimitat o aïllament i, per tant, s'ha de buscar aquest context: no comentar les complicacions possibles de la cirurgia a la qual s'ha de sotmetre el malalt, dels efectes secundaris de la medicació, enmig d'un passadís, dins una sala d'espera plena de gent..., així caldrà buscar un lloc que possibiliti la intimitat i el secretisme de la relació entre el metge i el malalt.

En el moment d'iniciar l'entrevista, la història clínica, que és l'inici de la relació-comunicació metge-malalt, s'ha de mantenir sempre ben present que les primeres frases, la primera imatge, els gestos... seran la vertadera carta de presentació. Aquests moments són molt importants, ja que se'n derivarà el futur de la imatge que es tindrà del metge, la qual difícilment es podrà modificar a partir d'aquell moment. Per tant, s'ha d'ésser conscient que s'ha de controlar el caràcter, l'estat d'ànim, els pensaments i oferir la cara amable i tècnicament més adient per efectuar l'acte comunicatiu que representa el rol de metge i consultor.

És important aquest aspecte, perquè en cada situació el paper que s'ha de representar ha de quedar ben clar; en l'entrevista no es pot ésser ni l'amic, ni el pare, ni el professor, ni el ciutadà anònim, s'ha de tenir consciència que el paper del metge és el de donar ajut, consell, suport i solució a les preguntes del pacient.

Sempre s'ha de tenir present el control emocional en la comunicació amb els malalts o els familiars, de manera que no es pot deixar influenciar per l'estat d'ànim, s'ha de mantenir la professionalitat en tot moment, així com controlar les emocions, atès que si no es fa hi haurà una falta de confiança amb el malalt i s'haurà aconseguit l'efecte contrari: la desconnexió comunicativa.

Atès el dèficit de formació que hi ha en la comunicació entre el metge i el malalt, els metges cometen errors importants en el procés d'establir una bona comunicació amb el malalt. Per aquest motiu, és molt important detectar aquestes situacions perquè puguin servir com a formació futura dels estudiants de medicina, ja que la tasca de comunicació és interdisciplinària, és transversal i afecta els professionals de totes les especialitats que es dediquen a l'assistència mèdica.

Vivència assistencial

«Ha begut cada dia el litre d'aigua, tal com li vaig prescriure?»

Evitar fer preguntes que en certa manera la resposta hi va implícita, de tal manera que sembla que busquem més la nostra afirmació professional, que no la vertadera opinió del malalt, que és, certament, la que ens interessa per fer correctament la nostra feina.

Vivència assistencial

«Això que m'explica que li ha passat no serà que no ha fet...»

El metge es pot adonar que aquests errors en la comunicació no faciliten en absolut que es reafirmi la confiança recíproca i dificulta que el malalt assumeixi responsabilitzar-se en el seu procés, ja que és la causa d'aquesta falta de confiança.

Per tant, s'ha de concedir la màxima llibertat d'expressió dels símptomes i vivències al malalt.

És molt important escoltar activament el malalt perquè aquest s'expliqui obertament, argumenti les seves vivències, símptomes, temors, angoixes, i perquè pregunti obertament; aquest aspecte serà l'autèntic termòmetre de la bona comunicació i relació metge-malalt.

Aquest aspecte és fonamental, tal com s'emfatitza en els cursos de formació en comunicació, un aspecte sobre el qual s'hi fa esment de manera especial és que l'interlocutor, en aquest cas el metge, escolti de veritat: saber escoltar.

I aquí és on adquireix importància una vegada més el llenguatge no verbal. El metge ha de mirar atentament, mirar als ulls, al malalt que està interrogant, gesticular fent entendre que està per ell, que està totalment atent el malalt. Veiem que el llenguatge no verbal és una manera més que adequada per facilitar la relació, per fer-la molt més intensa. Però no s'acaba tot en el llenguatge no verbal, ja que dins d'aquest clímax de comunicació intensa també és molt adequat demanar al malalt algun aclariment sobre algun dels aspectes que se l'acaben de comunicar, com a mostra que el metge es vol assegurar que ho ha entès tot perfectament.

No tan sols s'ha de tenir una actitud de total atenció amb allò que manifesta el malalt, sinó que s'ha de donar aquesta sensació de manera inequívoca. Si el metge és capaç d'adoptar aquesta actitud, si pot crear aquest clímax d'entesa, haurà aconseguit posar-se en el lloc de l'altre, és a dir, donar la sensació que viu els sentiments de la reacció del procés diagnòstic.

De les vivències professionals, puc determinar que en alguns casos, en acabar la visita mèdica, he tingut la sensació que no he arribat a establir una bona entesa amb el malalt, però en canvi, en altres casos, sí he pogut tenir una sensació agradable d'haver aconseguit establir una bona comunicació, fet que facilita tot el procés terapèutic.

Altres exemples posen clarament de manifest que situacions que fomenten la tranquil·litat, com el desfogament emocional que provoca el fet de parlar i compartir amb altres els problemes i les dificultats, fortifiquen la capacitat d'afrontar les situacions difícils. Per exemple, la participació setmanal en grups terapèutics de suport psicològic està relacionada amb una major esperança i qualitat de vida en pacients que pateixen malalties cròniques i, fins i tot, alguns tumors malignes; alguns malalts de psoriasis que participen en sessions de relaxació o de meditació es curen més ràpidament de les lesions; en alguns casos, escriure sobre experiències traumàtiques pesades indueixen a obtenir uns símptomes millors, i a llarg termini també els malalts asmàtics i artrítics.

Està ben demostrat que si es compara una situació dolenta, en aquest cas el diagnòstic de càncer que s'acaba de comunicar al pacient, amb una experiència passada dolenta o pitjor, que en aquests casos difícilment és possible, una persona se sent millor si es recorre als records propis més agradables del passat per contraposar-los amb els actuals. De la mateixa manera que si es compara una circumstància personal negativa amb la d'una altra persona que encara sigui pitjor, la persona se sent millor, i viceversa. S'ha comprovat que les persones afectades per desastres naturals, si tenen un caràcter optimista, en comparar-se amb els damnificats que han patit uns danys pitjors, se senten alleugerits. Sovint alguns malalts comenten que expressions com: «la meva vida serà molt difícil a partir d'ara, però si miro al meu voltant i a alguna gent que conec, podria haver-me anat molt pitjor», o fins i tot «al menys no sóc l'únic/a». Aquestes expressions ajuden a alleugerir el sofriment. Per exemple, fa una dècada es va donar a conèixer un estudi efectuat entre dones afectades de càncer de mama,

> A l'entrevista que Deborah Solomon, periodista nord-americana, feia
> a Stephen Hawking en el diari *The New York Times* el 12 de desem-
> bre de 2004:
>
> DS: Amb la seva extraordinària erudició, per què es molesta a es-
> criure llibres tan intel·ligibles sobre els misteris de l'univers?
> SH: Vull que els meus llibres es venguin als aeroports.
> DS: Està sempre de tan bon humor?
> SH: La vida seria tràgica si no fos divertida.
> DS: Ara seriosament, com es manté tan optimista?
> SH: Les meves expectatives es varen reduir a zero quan tenia vint-i-
> un anys. Des de llavors, tot en la meva vida ha sigut a més a més.

les quals havien creat un grup d'autoajuda i es reunien setmanalment; la psicòloga americana Shelley Taylor que estudiava aquest grup, va demostrar que les malaltes a les quals se'ls havia fet una mastectomia parcial es definien com a més reconfortades que les que se'ls havia fet una mastectomia total unilateral, i, alhora, aquestes estaven més reconfortades que les que se'ls havia fet una mastectomia total bilateral i, a més, amb buidament ganglionar.

Per tant, sense fer-ne un judici moral, hi ha una tendència evident a fer comparacions avantatjoses amb la resta de persones, la qual pot provocar que la persona surti enfortida de l'infortuni. Així, es podria dir que l'estil optimista d'explicar les coses estimula a cercar la vessant positiva dels contratemps, el que pot ajudar a minimitzar i disminuir l'impacte negatiu de les desgràcies, a més d'evitar el desànim.

De totes maneres, no s'ha de caure en el parany de creure que amb optimisme es podrà vèncer qualsevol adversitat; aquesta creença idealitzada en els poders totals del optimisme està personificada en Pollyanna, la jove protagonista de la novel·la i posteriorment de la pel·lícula del mateix nom escrita el 1913 per l'escriptora nord-americana Eleanor H. Porter. La figura de Pollyanna impregna tan intensament alguns sectors de la societat americana, que fins i tot s'empra com adjectiu, *pollyannish,* per qualificar les persones optimistes en excés.

Capítol 3
Els aspectes psicològics de la malaltia

L'angoixa i les pors de l'entorn familiar és un aspecte que no s'acostuma a parlar, ja que no s'ha analitzat i estudiat en profunditat en l'ambient de la formació mèdica i acadèmica.

Hi ha dues tendències ben diferenciades i molt conegudes en el dia a dia dels pacients:

- *El malalt intenta no transmetre els seus temors,* es dóna en molts casos. El malalt és molt conscient de la seva malaltia i de tot el que comporta en l'àmbit personal, familiar i laboral, de manera que intenta que no es detectin les seves pors, les preocupacions, etc.

- *Tot l'entorn familiar intenta no transmetre les seves preocupacions al malalt,* intenta no parlar-ne gaire. En certa manera, la família entén que ha de «protegir» el malalt, ha d'evitar que conegui la realitat de la malaltia, així que l'enganya benintencionadament, com una mentida pietosa, ignorant que tots els drets sobre llur malaltia els té el malalt i tot el que això comporta.

Es podria dir que es busca un equilibri moltes vegades difícilment assolible, però que les dues parts el volen, ja que són situacions de reciprocitat voluntàriament callada. Depèn de cada persona en concret i de l'entorn determinat que aquest equilibri s'aconsegueixi, però si s'hi arriba és molt probablement una situació que pressuposa una acció activa i, en alguns casos, la millor actitud de les possibles. Aquest és un silenci recíproc, com un pacte «de no agressió» no escrit.

No tots els pacients estan preparats o capacitats per suportar que pateixen un càncer; molts tenen una fallada psicològica a vegades irreversible i, per tant, és un fet que en aquests casos s'ha d'evitar o pal·liar com sigui possible.

Aquesta actitud, lluny d'ésser ideal, pot provocar que aquesta reciprocitat que no es vol parlar acabi essent una autèntica paret, una barrera entre les dues parts, el que contribueix a fer augmentar l'angoixa. Per aquest motiu, és una situació dinàmica que ha de permetre parlar-ne, però dins uns termes sempre molt prudents.

Vivència assistencial

Quan això passa, m'he trobat amb molts casos immersos en aquesta situació, i quan ja hi ha confiança sincera m'han dit: «Doctor, digui'm si us plau la veritat! Tinc la impressió que no em diuen la veritat d'allò que em passa; la família intenta esquivar les meves preguntes i jo dubto; jo vull saber, tinc dret, tot el dret a saber-ho tot, i en tot cas seré jo qui diré si se'n ha de fer partícip a la família. Per tant, doctor, li demano que sigui sincer, a mi ja no m'espanta res, i si he de prendre alguna decisió important he de tenir la seguretat que no m'equivoco».

Aquesta no és l'actitud més habitual amb què el metge es troba en una consulta; es dóna únicament en aquells malalts amb una gran autoestima, afirmació personal i seguretat.

El més freqüent és deixar-se conduir pel metge de manera gairebé cega, sempre que hi ha confiança. Malgrat tot els que es diu sobre la falta de confiança metge-malalt, en l'estructura sanitària pública actual, he de dir clarament i diàfana que la qualitat de la formació dels metges i l'eficàcia del sistema fan que la relació de confiança sigui encara molt més important i més freqüent d'allò que es diu als mitjans de comunicació, si més no en l'àmbit hospitalari, el que conec bé.

D'altra banda, les pors, angoixes, temors, incerteses que com hem dit es generen, afortunadament tenen una manera molt eficaç de gestionar-se: els grups d'ajuda.

Hi ha un perill greu, i és que si s'arriba a una situació d'aïllament comunicatiu, ningú parla de la situació, així que no és possible gestionar l'angoixa que la malaltia genera en tot l'entorn i això contribueix a minar la moral de lluita que sempre és desitjable en aquests casos. És una situació que s'ha d'evitar, és un focus de desconfiança molt greu entre el malalt i el seu entorn familiar més immediat.

Aquestes associacions fa ja molts d'anys que existeixen i són una pràctica habitual en països que tenen una sanitat avançada. En canvi, a l'Estat espanyol són encara unes entitats generalment poc desenvolupades, tot i que n'existeixen algunes que es podrien dir clàssiques. Entre les que hi ha, es troben les dedicades a malalties que ja fa temps que són presents en el teixit social: alcohòlics anònims i ludopaties, per esmentar les més antigues i conegudes i amb una gran implantació. En els últims anys estan apareixent grups com: dones amb càncer de mama, grups dels pacients laringectomitzats, per exemple. Però de la mateixa manera que no es té en compte habitualment en les històries clíniques els aspectes sociològics i familiars de les malalties neoplàsiques, tampoc es mostra interès a solucionar o gestionar aquest aspecte des de l'administració sanitària. Les iniciatives gairebé sempre han sorgit dels propis malalts i del seu entorn familiar o social.

Cada vegada és més important la participació de la població afectada dins els grups de suport als col·lectius afectats per malalties neoplàsiques, per exemple, en les associacions de dones mastectomitzades, aquests grups d'ajuda aconsegueixen fer més suportable l'efecte psicològic que suposa per a la dona, especialment el fet de la mastectomia en el cas de les dones joves.

Potser, hi ha una manca de grups d'ajuda de determinades malalties urològiques que comporten una severa «mutilació» als malalts sotmesos a cirurgia radical, per exemple, els malalts afectats de càncer de bufeta urinària infiltrants se'ls sotmet a cistoprostatectomia radical com a terapèutica estàndard, la qual consisteix a extirpar tota la bufeta urinària, la pròstata i les vesícules seminals. Els urèters, posteriorment, s'aboquen a l'exterior interposant un segment d'intestí prim, la ileostomia, que es coneix com a operació de Bricker. Per aquests pacients suposa un *shock* psicològic molt fort el veure alterada la seva anatomia, així com trobar-se per sempre més amb una borsa d'orina al abdomen, la qual s'ha de buidar sovint; i que a vegades presenta fuites d'orina, i com a conseqüència, pudors, irritacions de la pell... En aquests casos, els malalts es troben afectats psicològicament per la problemàtica, així que necessiten terapia psicològica de suport.

En aquests supòsits, posar els malalts en contacte amb d'altres malalts que són portadors d'una ileostomia cutània ajudaria molt a suportar els canvis anatòmics que pateixen, poder intercanviar les preocupacions, els inconvenients i les solucions que cada persona va trobant al llarg del temps per solucionar els inconvenients que puguin anar sorgint amb els anys.

Malgrat que el metge explica amb detalls en què consisteix l'operació, així com els resultats, el malalt, en el moment de rebre l'alta i fer front a la realitat, acostuma a patir un síndrome depressiu, a vegades molt intens i perillós.

En aquest sentit, no hi ha una associació per ajudar a ostomitzats de l'orina, fet que aniria molt bé, ja que podrien fer teràpia de grup o exposar els problemes i les solucions que han trobat. Estan ben demostrats els grans avantatges que suposa aconseguir superar la servitud d'una severa i irreversible mutilació terapèutica i el gran efecte psicològic que comporta; per això que sigui la pròpia població diana qui s'autocondueixi com a grup d'ajuda i en sigui la protagonista, és un fet determinant.

Cal superar el binomi metge-malalt en el maneig de les malalties cròniques i situacions que causen un seguiment llarg per alguna mutilació terapèutica, així com donar més protagonisme als malalts en el maneig de les seves patologies o seqüeles de la teràpia. Els malalts han d'estar motivats, convençuts i s'han de sentir actors participants de la seva pròpia millora. Com a conseqüència, els resultats són clarament superiors.

No hi ha millors veus que les del propi col·lectiu per fer efectius els missatges, les formes, la credibilitat, la motivació per mantenir-se vius, l'esperit de superació, és a dir, l'adequació dels continguts. Es podria dir que aquests elements propis dels grups d'ajuda són un tresor massa important com per no aprofitar-los.

Si es reflexiona sobre com posar en pràctica aquests grups d'ajuda, s'han de seguir un sèrie de passes, és a dir, emprar una bona metodologia perquè tinguin èxit. Aquestes passes sobre metodologia per crear i funcionar els grups d'ajuda no són més que els que s'afirmava en el 1994 en el *The European Peer Suport Manual,* on es deia: «... el suport entre els membres dels col·lectiu no és simplement un apropament entre ells, sinó un aprofitament, evidentment intencionat, de la influència entre els membres del col·lectiu».

Així, els passos que es proposen seguir són els següents:

— Per ésser actiu en un col·lectiu, cal identificar un líder.
— El líder és molt important, i quan està identificat, s'ha de formar i capacitar amb una bona informació en tallers d'entrenament.
— S'ha d'aconseguir que cada membre del col·lectiu sigui el seu propi control de qualitat i exigència, que entengui clarament el seu propi risc. D'aquesta manera el col·lectiu adquireix una dinàmica pròpia de gran qualitat, tant en l'aspecte d'autoafirmació con d'hàbits saludables.
— Fer divulgació del col·lectiu, el que suposa incorporar a més membres de la població amb els mateixos problemes; això augmenta la pròpia credibilitat.
— Aconseguir, com a desig d'excel·lència, que els propis membres elaborin materials d'us i comportament.

Aquests pacients i alumnes actuen cercant solucions i alternatives als problemes que tenen diàriament. Entre els avantatges d'aquests grups d'ajuda destaquen els següents: són molt participatius, reactius i estimulants. És evident que augmenta l'autoestima i l'autosuficiència (els propis pacients se senten com a «petits metges» d'ells mateixos); els aprenentatges s'interioritzen molt més en ésser ells els propis autors de les pròpies solucions.

Per exemple, el col·lectiu de pacients amb una ileostomia cutània, derivació molt habitual en els malalts que se'ls ha extirpat la bufeta urinària, tenen en alguns moments intolerància a les borses d'orina, inadaptació de l'ostomia a les borses, escapaments d'orina, dermatitis (inflamació de la pell) al voltant de la derivació. Moltes vegades aquests inconvenients són deguts a canvis del pes del propi pacient, el simple fet que es modifiqui el volum abdominal ja genera dificultats d'adaptació de l'ostomia. En aquest sentit, cada pacient busca una solució pròpia. Transmetre la seva experiència mitjançant la pràctica per veure com ha solucionat els inconvenients, li dóna un gran reforçament de l'autoestima i transmet aquest coneixement amb una seguretat, contundència i credibilitat que inculca als altres membres del col·lectiu una gran atenció i acceptació de les propostes. A més, els dubtes que sorgeixen en el col·lectiu es poden solucionar amb més facilitat entre els membres del grup.

En alguns hospitals hi ha una infermeria molt especialitzada en ostomies que ajuda i aconsella en els problemes, dubtes i situacions sanitàries imprevistes, però no deixa d'ésser una consulta, no és, en absolut, una teràpia de grup; aquí el suport psicològic és totalment absent.

En aquests casos, la infermera i en d'altres situacions, el metge, quan es fa una visita i es dóna per finalitzada, es fa la prescripció, es dóna una sèrie d'orientacions i de consells i finalitza la visita. No s'acostuma, atès que no forma part encara de la praxi habitual, a explorar la malaltia psicològica que comporta i acompanya sempre la malaltia del càncer.

També és veritat que hi ha malalts que intenten amagar aquesta afecció en una falsa creença per demostrar que són més forts, o perquè els fa vergonya comunicar aquest sentiment i, en el fons, amb aquestes dues actituds, el malalt pretén donar la impressió de normalitat, fet que no és real, ja que el trastorn psicològic sempre hi és.

Cal, per tant, detectar situacions concretes que encara poden provocar majors alteracions emocionals com, per exemple, que els coneguts i alguns familiars no se'n assabentin, que no ho sàpiguen els

Vivència assistencial

En uns casos de càncer a la bufeta urinària, quan la malaltia està localment avançada, és a dir, que agafa tota la paret vesical de manera extensa, la teràpia més adequada i més acceptada és extirpar la bufeta i la pròstata totalment, fet que pot provocar una impotència irreversible i, per tant, el pacient no vol que això es conegui.

En una de les visites, un pacient de seixanta quatre anys amb un problema prostàtic va venir acompanyat de la seva dona, d'uns trenta quatre anys. Quan es van fer totes les proves bioquímiques i d'imatge sol·licitades, va tornar sol a la visita següent. Les proves indicaven un càncer de pròstata localment avançat i en aquests casos el tractament indicat, com a eix terapèutic principal, és la supressió androgènica, la qual provoca al cap de poques setmanes d'iniciar-se impotència sexual, que serà constant i total mentre duri l'hormonoteràpia, el que equival a definitiva. Quan vaig comunicar-li la noticia, va dir-me: «doctor, la meva dona no ho ha de saber, perquè és molt jove i em deixaria».

Jo li vaig manifestar una resposta contrària a aquest fet, a més, li vaig oferir la meva ajuda per prendre aquesta decisió i col·laborar amb ell en el moment de donar la notícia, perquè no podia violar el secret mèdic si el pacient no m'ho permetia. El pacient es va negar a això i va començar el tractament. Vuit mesos després ja s'havia separat de la dona i no em va tornar a visitar.

És evident que en aquests casos s'ha de conèixer molt bé el malalt i tenir una comunicació i confiança suficients per parlar del tema i veure com conduir l'angoixa. És important anticipar-se a l'aparició d'alguns problemes, perquè quan n'apareguin es puguin conduir per treure l'ansietat. En aquest sentit, hem de treballar l'autoestima i planificar objectius assolibles, hem de reforçar posteriorment els objectius aconseguits i, per tant, fer-li veure la capacitat que té per superar situacions complexes, hem de fer prevaldre les tècniques de reforç. En alguns casos, podem treballar amb el pacient perquè vegi que és un element actiu per superar la situació, és a dir, s'ha de programar la seva vida amb uns consells positius que li donarem. Cal evitar situacions de risc que desviïn els objectius saludables. Per exemple, el pacient ha d'observar el seu cos, perquè pugui interpretar o diagnosticar alguna desviació precoçment. No obstant això, també s'ha de vigilar que no hi hagi una auto-observació excessiva com, per exemple, que no s'estigui palpant contínuament en la cerca de ganglis o d'altres alteracions que pot interpretar en un excés de temença, com a patològics.

seus amics... Tot això ho ha de preveure el metge, ja que en molts casos el tipus de malaltia tumoral pot tenir repercussions sobre aspectes que el pacient no vol que es coneguin, i hi té tot el dret.

Seria un error confondre el fet d'estar normal, amb aparentar estar normal; ja que són dos aspectes radicalment diferents. El càncer en el moment d'ésser diagnosticat és impossible que no condicioni i modifiqui la manera de ser i de pensar futura.

Aquest aspecte s'hauria d'incloure en la història clínica, ha de formar part de l'interrogatori mèdic i, alhora, perquè es coneguin els paràmetres de la seva autèntica dimensió, s'ha d'actuar en dues direccions: fent conscient el malalt d'aquesta realitat, o bé que la conegui, si no n'és conscient; o bé que l'assumeixi si és el cas que ell la negui. Per tant, s'ha d'atendre de manera terapèutica aquest aspecte, donar-li la importància que té i incidir en les mesures terapèutiques per equilibrar al màxim possible la malaltia de manera global.

Cada vegada amb més freqüència davant un diagnòstic oncològic agafa un cert protagonisme l'entorn familiar, fruit de les campanyes informatives i programes dedicats al tema que s'ofereixen en tots els mitjans de comunicació: radio, televisió i premsa escrita.

L'entorn familiar acostuma a tenir, en general, un nivell d'informació popular sobre el diagnòstic, el qual s'ha assimilat també per Internet. Aquest fet té connotacions positives i negatives.

És una realitat que cada cop més la gent té coneixements populars sobre la medicina, per exemple, fins fa relativament poc temps els usos d'algunes paraules es reservaven a l'esfera mèdica, però ara s'utilitzen, així com els efectes perniciosos d'alguns medicaments, etc. I això és bo, ja que és un reflex d'una societat molt madura i informada, tot i que no sempre està ben informada. Aquests familiars ben orientats són, o poden ésser, un element molt important aliat del metge.

Entre les connotacions positives cal destacar que ajuda a crear el millor clímax possible amb el malalt i que aquest observi que l'entén en la preocupació i l'angoixa que té, per tant, se sent més recolzat.

D'altra banda, però, i dins les connotacions negatives, a vegades aquest «excés» de coneixements del tema oncològic que té la família, fa que creïn un cercle de protecció, de silenci còmplice, fonamentalment un pseudopaternalisme protector que impedeix que el pacient no pugui establir una autèntica relació de confiança recíproca i trobar un aixopluc real al seu dolor íntim.

Dins d'aquesta consideració de l'entorn familiar, també és important identificar un referent principal equivalent a portant-veu. És el familiar amb més pes intel·lectual i de sentit comú que s'interposa positivament en la relació metge-malalt, és qui manté informats de manera clara i directa a la resta de l'entorn familiar i, alhora, és qui pot transmetre al metge els interrogants del cercle familiar sobre el pacient, de manera que aquest no se'n assabenti.

La finalitat principal és millorar encara més l'atmosfera familiar del malalt, d'aquí la importància d'aquest personatge.

Es podria dir que seria desitjable, així que és necessari aprofundir en aquesta idea, que quan hi hagi un diagnòstic oncològic caldria tenir una entrevista familiar; d'aquesta manera el metge que haurà d'atendre el pacient durant tot el temps, amb tot el que suposa el procés evolutiu de la malaltia, pot conèixer la disponibilitat familiar, pot fer que quedi molt esmorteït el grau d'impacte psicològic del diagnòstic i quedarà com un altre element de referència el protagonisme familiar.

El malalt ha d'entendre que un bon suport per a la càrrega psicològica que comportarà el fet del diagnòstic de cara al futur, és que la família i el cercle íntim del malalt estiguin ben informats, ja que en gran mesura el més important i intens suport que tindrà vindrà d'aquest col·lectiu.

S'ha de convèncer el malalt que també es combat el càncer enfrontant-se a ell. Així, el malalt s'ha d'envoltar de gent positiva, perquè no ha de mostrar una imatge de víctima, sinó que ha de lluitar per vèncer el càncer. Així, es poden entendre les paraules d'un malalt de càncer que sempre va tenir una actitud positiva: «és clar que un sent molta por..., com no tenir-la front a la mort!». Però la mort no ha de ser mai una opció i s'ha de tenir la certesa que un càncer que es diagnostica a temps és possible que es pugui curar.

Totes les persones que passen per un càncer coincideixen a adoptar una actitud positiva i de resistència a la malaltia.

Vivència assistencial

En un hospital hi havia una habitació de dos llits que estaven ocupats per dos homes. El que estava més a prop de la finestra es podia moure totalment, tot i els sèrums en vena.

A l'altre llit, lluny de la finestra hi havia un pacient politraumatitzat que no podia bellugar-se a causa de la quantitat de fèrules i traccions que portava, que eren pràcticament una continuació del propi llit.

Cada tarda una infermera ajudava a incorporar-se el malalt que estava a prop de la finestra, que mirava cap a l'exterior. Contràriament, el malalt politraumatitzat havia d'estar sempre panxa amunt i no podia girar-se.

Les converses que tenien eren sobre la família, l'ambient de casa, els fills i els néts, etc. El malalt de la finestra explicava al seu company que les coses que veia per la finestra cada dia eren diferents. Així, el malalt que no es podia moure desitjava que arribés la tarda perquè el seu company li expliqués les coses de l'exterior, ja que era una manera de reviure la sensació de llibertat.

Així varen anar passant els dies i setmanes, mentre els seus processos anaven evolucionant cap a la curació.

No obstant això, un matí, la infermera, quan va entrar a l'habitació dels dos homes, es va trobar el malalt del costat de la finestra totalment fred i rígid, senyal que havia mort feia unes hores, mentre dormia plàcidament.

Amb gran pesar i sorpresa inesperada, va donar avis i el personal auxiliar acudí per emportar-se el cos inert.

El malalt que no es podia moure va demanar que el canviessin al llit al costat de la finestra. Van passar uns dies quan el malalt va començar a bellugar-se. El primer que va fer és anar a observar per la finestra, quan va veure que només hi havia una paret il·luminada.

El malalt va cridar la infermera perquè volia saber com podia succeir allò, ja que l'altre pacient havia vist moltes coses per la finestra.

La infermera li va explicar que el malalt que l'havia acompanyat durant tantes setmanes al llit de la finestra era cec, així que era impossible que veiés res. En paraules de la infermera: «tal vegada la seva única intenció era fer-lo feliç».

Amb aquesta història vull donar a entendre que sempre s'ha de mantenir l'esperança, un clima positiu perquè les coses vagin bé.

Per tant, els malalts no poden tenir la sensació que es tanquen les portes de l'esperança, per principi, perquè en medicina sempre hi ha la darrera oportunitat i esperança que tots els professionals que es dediquen a la patologia oncològica han viscut. S'ha de transmetre realisme, però esperança endolcida, transmetre ganes de viure, de guanyar la batalla, o com a mínim, aconseguir no ésser vençuts. En aquesta batalla, a banda de l'actitud professional del metge, és important l'entorn familiar i les amistats.

S'han de seguir una sèrie de passos perquè hi hagi un apropament real i total al malalt, a fi que la comunicació sigui fluida, sincera sempre i disponible en tot moment. En primer lloc, s'ha de respondre a les emocions del pacient, acceptar i entendre-les, així com manifestar la importància que el malalt dóna a la sensació que algú comparteixi el seu estat anímic.

La transmissió de sentiments i emocions sempre és present quan el metge aconsegueix que el malalt percebi l'afecte que li professa, així com l'interès a ajudar-lo. Aquesta situació consolida una vertadera aliança entre el metge i el malalt, autèntica relació metge-malalt i, per tant, aconsegueix que aquest accepti millor els consells i els tractaments que el metge li prescriu. És a dir, sorgeix una màgia quan a la relació s'estableix insconscientment una esperança per aconseguir superar la malaltia. És en aquest moment quan el malalt comença a sentir que el camí de la malaltia és més suportable.

Una segona fase s'inicia quan les sensacions més fortes es poden identificar, ja que el pacient les ha de plantar cara per a la bona marxa del procés terapèutic. En aquest punt, el malalt se sent més fort i disposat a superar els moments baixos, fet que amb tota seguretat ha de ser positiu per a la bona marxa del procés terapèutic.

Aquesta actitud permet legitimar les emocions, és a dir, que el fenomen es visqui com una cosa normal. L'ideal seria aconseguir que el malalt no percebés la malaltia com una estigma, però això és utòpic. Per tant, s'haurà d'aconseguir que el malalt s'adapti de manera «natural» a allò que té.

La disponibilitat familiar és també un aspecte molt important, no igualment rellevant en tot tipus de malalties tumorals, però si en les que el tractament és més invalidant, o quan comporta ingressos freqüents als hospitals o a zones d'atenció intensives i hospitals de dia, zones aïllades per perill d'infeccions, pacients infantils, juvenils i d'edat molt avançada però amb bon estat per fer un tractament agressiu.

En tots aquests casos, la disponibilitat familiar pot esdevenir un element clau per a dur a terme el tractament en les millors condicions i donar suport total al malalt.

Quan el pacient és jove o adolescent, la disponibilitat familiar gairebé sempre és total, ja que li dóna les atencions necessàries perquè el malalt disposi de tot el que hi ha a l'exterior, de manera que es crea un clima de normalitat; rep informació de fora que li permet tenir la sensació que es troba realment a l'exterior.

Capítol 4
Noves relacions professional amb el malalt

1 Segona opinió: la confiança en el metge

La confiança en el metge és un tema de gran actualitat, ja que la confiança entre el metge i el malalt ha d'ésser total, franca i bidireccional, sinó tot el procés se'n ressent.

Fonamentar la segona opinió sobre la premissa que potser la primera opinió està equivocada és un error greu, des del meu anàlisi conceptual i la meva experiència professional. Que ningú pensi que això vol dir que un no es pot equivocar; seria una lectura simplista, errònia i de poca volada.

La segona opinió, totalment legítima, s'hauria de basar en una decisió compartida bilateral entre el metge i el malalt; ja que si el malalt creu que cal una altra veu autoritzada, és bo que ho manifesti obertament al metge, ja que aquest haurà d'aportar tota la documentació necessària perquè un altre expert en faci una lectura diagnòstica i terapèutica. D'aquesta manera és com s'estableix un discurs més o menys coincident entre experts, perquè segur que hi haurà matisos professionals i personals diferents (sempre hi són, fins i tot dins d'un mateix equip), fruit de l'experiència i vivència clínica de cadascun, que sempre es personalitza.

Però aquesta segona opinió no té res a veure amb el sistema administratiu d'una segona opinió que actualment està establert, que és, conceptualment, mecànica. És una altra cosa.

Crec que el sistema actual el que fa és minar la necessària i «intocable» relació de confiança entre el metge i el malalt.

1.1 I com es pot defensar aquest discurs?

En l'assistència uro-oncològica i altres patologies oncològiques: càncer de mama, càncer de colon, càncer de pulmó, entre d'altres, s'han anat creant unitats funcionals multidisciplinàries, que són estructurades en la major part dels casos a partir de la iniciativa dels professionals, amb la finalitat d'aconseguir l'excel·lència professional competitiva.

En les unitats funcionals multidisciplinàries s'integren els professionals més experts en els distints coneixements de cada patologia: el responsable del consell genètic, el clínic que porta directament el malalt, i en té cura en la pràctica del dia a dia i en serà el referent de relació, el patòleg expert en aquell tipus de tumor, l'oncòleg mèdic que té cura d'aquella patologia o que haurà de controlar el pacient quan aquest tingui la malaltia molt avançada i disseminada, el radioterapeuta que aporta la seva visió professional especialitzada sobre aquell tumor. També el gestor de casos, figura molt important en les unitats funcionals, que és qui ordena cronològicament els passos que ha de fer el malalt, prescrits pel metge o pel comitè de tumors, i en facilita el procés administratiu; el psico-oncòleg, que es farà càrrec de tot el procés psicològic personal i de l'entorn, i que haurà de trobar-se el malalt a partir del moment en què serà informat detalladament del procés.

És a dir, les unitats funcionals multidisciplinàries pressuposen un marge d'error clínic mínim, i és on es treballa en relació amb les evidències científiques que existeixen sobre el tipus de tumor que es tracta.

Construir un discurs sobre les segones opinions és legítim, però tal com està legislat actualment, tot i buscant el millor per al malalt, es pot fomentar la desconfiança d'aquest cap al metge i, per tant, trencar aquesta confiança recíproca i mútua que necessàriament ha d'existir entre els dos; una confiança que ha d'aportar harmonia durant tot el procés terapèutic que cada vegada es fa més llarg, a mesura que s'aconsegueix cronificar moltes de les malalties neoplàsiques i allargar la vida considerablement i, fins i tot, curar-lo; o si més no, utilitzant la terminologia tècnica, aconseguir una remissió total.

En aquest sentit, la segona opinió mèdica, tal com està plantejada actualment en l'administració sanitària, està equivocada conceptualment, així com la seva regulació i finalitats, les quals s'haurien de modificar.

En el moment que ja s'ha establert el règim de visites i que s'ha passat el primer efecte del *shock* diagnòstic, quan el pacient ja coneix què té i ho ha acceptat; s'ha analitzat de manera global els efectes d'aquest diagnòstic sobre el propi pacient en els diversos àmbits del seu entorn de relació més immediata, com els amics més propers amb què té trobades relativament freqüents; també s'ha tingut la valoració sobre els aspectes familiars, i aquests també han metabolitzat el fet i les conseqüències, és a dir, tot l'entorn global del malalt, etc.; en aquest moment, és quan cal comunicar-li la proposta terapèutica i el seguiment que s'ha decidit en el comitè de tumors, el qual és el que té evidència científica disponible i adaptat al propi pacient.

Aquest darrer aspecte és molt important, ja que les distintes guies clíniques existents són fulls de ruta ideals, asèptiques, tècnicament i científica desenvolupades, en un context teòric, ara bé, en l'aplicació s'ha d'adaptar la proposta terapèutica a cada pacient concret. Això no vol dir, no s'ha d'interpretar així, que tants pacients tants tractaments, ja que això no es pot entendre com un tractament personalitzat i a la carta.

Aquestes reflexions volen expressar que en alguns casos, concretament, en determinats pacients, el que seria el tractament científicament ideal i amb més probabilitats d'eficàcia, no seria el millor en la pràctica, ja que els efectes col·laterals que els podria ocasionar, tota teràpia té efectes secundaris, serien no desitjables, més que la pròpia malaltia, i pot ser fins i tot letals. Per tant, és aconsellable aplicar una terapèutica científicament ideal però que tingui menys efectes col·laterals no desitjats, el resultat terapèutic ofereix millors perspectives en termes de qualitat de vida.

Aquesta comunicació s'ha de fer tenint en compte que cada malalt és únic, de manera que hi ha d'haver una adaptació a cadascun d'ells, que és l'objectiu més important. En molts casos, aquesta reflexió en veu alta s'ha de fer davant del pacient, perquè conegui en detall què succeirà més endavant i, alhora, se senti com a pacient individualitzat, i no un més dins un protocol estandarditzat.

Aquest pensament fruit d'interioritzar durant molts d'anys l'experiència assistencial com a metge, pressuposa un canvi en la direcció de la relació metge-malalt. Fins ara, clàssicament, el malalt era el que s'havia d'adaptar al metge, a la seva manera de comunicar, a l'entorn assistencial (sala d'espera atapeïda, portes del despatx obertes o que s'obren i tanquen perquè surt o entra alguna persona, interrupcions telefòniques que pressuposen moltes vegades un diàleg banal entre el metge i l'interlocutor telefònic, etc.). Tot un conjunt de situacions i circumstàncies que difícilment permeten una comunicació interpersonal intimista, que és el que cal. Per tant, s'ha de capgirar aquesta metodologia, ja que el metge s'ha d'adaptar a cada malalt, buscant el moment, el lloc, que permeti crear el clímax adient a la transcendència de la comunicació.

Aquesta situació és la que s'ha de reproduir, la que s'ha d'exigir per fer efectius els drets reconeguts del malalt quan s'entri en relació amb el malalt de qualsevol patologia. És un canvi cultural total, en assistència pública, la que per la pròpia naturalesa és la menys personalitzada, però s'ha d'introduir de manera continuada i persistent aquesta metodologia de relació-comunicació. El malalt és el centre de l'atenció, i tot el dispositiu assistencial es justifica per ell.

Si fem una abstracció de la comunicació metge-malalt i ens imaginem el moment en què s'ha de comunicar un accident greu amb morts, és evident que no es comunicarà la notícia d'entrada i enmig d'un passadís, sinó que s'intentarà buscar un lloc adequat, íntim, que puguin estar els familiars, perquè el *shock* emotiu serà molt fort.

Donat que aquesta informació-comunicació segurament serà llarga i repetida, en la majoria de tumors ara ja és així, cal afavorir que cada trobada sigui única i estigui adaptada personalment. La comunicació de l'establiment de la terapèutica i el seguiment que s'ha d'efectuar no és un acte únic, sinó que serà un *continuum,* un temps més o menys llarg, amb trobades repetides, algunes protocol·làriament programades, d'altres imprevistes, i això és el que fa que no sigui un acte únic. No obstant això, sempre s'hi han de semblar pel que fa a l'atenció, disponibilitat, tracte, explicitació de l'estat evolutiu i transmissió de confiança i seguretat en l'evolució.

2   Què s'ha de comunicar al malalt?

És un tema controvertit; es bascula entre els que sostenen que s'ha de donar sempre i en tot moment tota la informació, mentre que, d'altra banda, estan els que sostenen que quanta menys informació es doni, millor, simplement la imprescindible, la justa.

S'ha comentat anteriorment que cada malalt és únic i tota la relació que s'estableixi amb ell, tota la informació que s'hagi de transmetre ha d'estar adaptada a les característiques personals. En alguns casos, hi hagut situacions en què donar tota la informació al pacient no tan sols no ha aportat cap benefici, sinó que ha estat extraordinàriament perjudicial. Els malalts amb una gran dificultat o impossibilitat de digerir intel·lectualment i anímica el cop que suposa el diagnòstic i el pronòstic, en molts casos, s'enfonsen psicològicament i no son capaços de recuperar-se i transformar-se en subjectes actius del procés terapèutic. En canvi, també hi ha casos i situacions en què s'ha ofert una informació mínima, creient que era suficient, però amb el temps el malalt ha recriminat que no se li hagués facilitat més informació, ja que potser podria haver pres altres decisions futures relacionades amb la família o l'entorn laboral.

Sovint he tingut la sensació que en aquests casos el metge és acu-

> **Vivència assistencial**
>
> Com a conseqüència de la falta de formació en comunicació dels estudiants de medicina, sovint m'he trobat que alguns metges MIR, en les sessions, utilitzen un llenguatge popular que també utilitzen en les comunicacions orals en congressos. En aquest sentit, han de reservar la terminologia col·loquial i popular per al diàleg amb els malalts o els seus familiars: «Amb aquest tall a la part alta de la panxa va ser possible extreure-li un tros de budell prim, fet que va assegurar que ja no hi havia un tumor al ventre...».
>
> Aquest argot popular és inadmissible utilitzar-lo en una comunicació en un acte, en què la terminologia científica adequada seria: «[...] amb aquell tipus d'incisió a l'epigastri va ser possible extirpar un segment intestinal d'íleus, fet que assegurava l'exèresi total del tumor abdominal...».
>
> En canvi, la primera versió de la frase sí que podria ésser l'adequada en parlar amb el malalt o els seus familiars, fins i tot entre col·legues fora d'un context científic, com a comentari pels passadissos de l'hospital o mentre es pren un cafè en el bar.

sat d'un paternalisme fals, ja que tot i que actua de bona fe, no ha establert una relació de confiança autèntica amb el malalt.

Per tant, s'ha de donar la informació justa, sempre amb les excepcions que cada cas pot aconsellar en funció del malalt i el seu entorn. El que sí ha de quedar clar és que la informació no ha d'ésser aclaparadora, ja que en pocs casos el malalt la pot digerir, el que pot provocar una situació de caos. No s'ha de caure en l'anècdota que sempre es comenta en les sessions d'aprenentatge de la comunicació: «defineix què és un bleda». «És aquell a qui preguntes com està i t'ho explica amb detall.»

Un altre error que cal esmenar és l'ús de l'argot mèdic quan s'està parlant amb el malalt o els seus familiars. És important aquest fet, ja que moltes vegades no s'utilitza el llenguatge idoni en el moment adequat.

Les malalties cròniques, degeneratives i neoplàsiques de llarga durada passen per fases clíniques distintes i en cada situació s'ha de comunicar al malalt el seguiment evolutiu; per tant, hi haurà intercanvi d'opinió periòdicament, de manera que s'haurà de modular què i com es comunica la informació. El malalt ha de tenir la sensació que el seu cas concret està essent controlat de manera constant, no pot tenir dubtes que està oblidat o abandonat. Al mateix temps, ha de tenir la percepció que està controlat de manera gairebé personalitzada; ha de tenir la seguretat que davant qualsevol situació d'emergència serà ràpidament atès, podrà acudir a ésser auxiliat, tindrà a l'abast el metge, el qual l'atendrà, escoltarà la seva angoixa i trobarà una explicació i un consol a aquella incertesa que de sobte ha aparegut.

Una situació, la pitjor situació que li pot succeir a un pacient, a qualsevol pacient de qualsevol malaltia, però agafa un dramatisme esfereïdor quan és oncològic: que en el decurs de l'evolució, tingui la sensació d'abandonament per part del metge, i que aquesta sensació sigui a causa d'una incomunicació. Segurament aquesta és la pitjor situació, ja que representa el fracàs absolut d'allò que ha d'ésser la relació. Per tant, la comunicació, el fet de la relació comunicativa entre el metge i el malalt, mai pot portar que aparegui la percepció de l'abandonament, de manera que el malalt ha de tenir la sensació en tot moment que ell és el centre de l'atenció del metge, que sempre s'està treballant per oferir-li allò més adequat en cada moment, per obtenir el millor resultat.

Aquesta situació, pràcticament inexistent aplicada de una manera estricta, és a dir, que el metge abandoni el pacient, sí que es dóna en situacions en què sembla que el metge ha abandonat el malalt i aquest ho viu com un abandonament per part del metge.

Sovint els malalts es queixen que quan són visitats en hospitals públics, cada vegada els visita un metge diferent, si bé entenen que amb la història clínica al davant el nou metge pot conèixer al moment què li passa.

Aquestes reflexions pretenen demostrar que el malalt és molt més que una malaltia descrita en un tractat de medicina, és una persona que vol, que mereix, que s'ha de valorar i diagnosticar globalment i, per tant, tractar globalment. Amb situacions com l'an-

---

Vivència assistencial

Ben segur que alguna vegada us haureu trobat que aneu a visitar-vos i us atén un altre metge; quan comença l'interrogatori us pregunta coses que ja heu dit abans, que estan ja assumides pel vostre metge de referència; el nou metge ha de refer tota la vostra història clínica per posar-se al dia. Aquest fet us posa en tensió davant aquesta situació, es crea una desconfiança que fa que tota la fluïdesa de la relació establerta quedi trencada, hi ha una discontinuïtat.

Aquesta simple anècdota pot tenir una repercussió sobre l'evolució de la malaltia, sempre farà que l'harmonia en la relació metge-malalt quedi trencada, si més no momentàniament. L'avantatge que té és que si la comunicació nova és bona permetrà que sigui reconduïda la relació metge-malalt.

---

terior, el malalt vol trobar-se amb el seu metge, és a dir, amb aquell que ha iniciat una relació metge-malalt de gran comunicació amb els diversos aspectes que comporta la malaltia neoplàsica: personal, familiar, social i laboral.

En aquest punt, tot i que no existeix un abandonament en el sentit de desentendre's del malalt, sí que succeeix que l'organització assistencial fa que el malalt ho percebi d'aquesta manera.

En alguns serveis d'hospitals públics, l'assistència als malalts es dóna com una forma ambulatòria, en què s'assigna de manera aleatòria el servei als diversos metges i, com a resultat, el malalt és atés per un metge diferent en cada visita.

Prova del que acabo d'esmentar és una carta al director del dia 1 d'abril de 2010 a *El Periódico:*

Rotació de metges. Fa uns dies vaig ser intervingut quirúrgicament a l'Hospital del Vendrell. Em vaig endur una sorpresa quan, una vegada instal·lat a la planta, era visitat per un cirurgià diferent cada dia. Em van informar que, diàriament, els cirurgians van fent rotació en les diferents plantes de l'hospital: consultes externes, quiròfan i planta de pacients. Entre el metge i el pacient no tan sols es crea una relació mèdica, sinó que el pacient necessita tenir confiança i seguretat en el professional que l'està atenent. Aquesta confiança es impossible d'obtenir si cada dia et visita un metge diferent, ja que es crea en el pacient una sensació d'inseguretat. Pregaria a qui correspon que es plantegin seriosament la possibilitat de realitzar canvis en aquest sentit, ja que considero que la millor opció per un pacient és que el metge que tramita la seva baixa i el seu ingrés hospitalari sigui també el que continuï el seguiment i l'evolució del malalt durant la seva estada hospitalària fins que, finalment, li entregui l'alta definitiva. Per últim, voldria destacar el tracte eficient i professional que he rebut durant la meva estada en la segona planta de l'hospital per part de tot el personal d'infermeria (Llorenç del Penedès).

Quan això ocorre, quan el metge no té referència personal del malalt, quan no se'n sent el responsable directe, la seva relació és purament tècnica, de qualitat, sense cap mena de dubte, però despersonalitzada. A més, el malalt se sent en certa manera desemparat, perquè no té una persona concreta de referència, d'accés directe, que sigui el fil conductor de la seva malaltia. Viu el seu procés amb un sentiment d'abandonament, cada vegada, cada visita, ha de cercar l'apropament humà i psicològic que la nova visita no té, ja que es desenvolupa com una relació merament tècnica sense allò necessari i desitjable que ha d'haver en la relació entre el metge i el malalt.

També dins el concepte de sentir-se el malalt el centre de l'atenció, que no és una simple història clínica, una malaltia, hi ha tot el que envolta els assaigs clínics oncològics. S'ha de vigilar especialment en el cas dels malalts oncològics, ja que s'ha de comunicar una mala notícia. Els malalts s'han de sentir subjectes individuals, no que formen part d'un protocol estandarditzat. És un tema delicat i que en molts hospitals s'ha de tenir en compte, com en els de tercer nivell, on els assaigs clínics són molt freqüents. Per tant, s'ha d'evitar que el pacient tingui la sensació de fer de conillet d'índies. Tot i que sovint els pacients acceptaran participar en un assaig clínic, naturalment amb el seu consentiment ben informat, mai han de tenir la sensació que són un nombre. Així, en tot moment, el malalt vol ésser un individu, per tant, tota la informació que se li ha de donar s'ha d'adaptar especialment a cadascuna de les persones: s'haurà de tenir en compte les pròpies circumstàncies i la manera de ésser del malalt, és a dir, que aquest s'ha de sentir el subjecte de la informació, de la notícia, no un simple objecte d'estudi d'un protocol hospitalari. El metge ha d'estar preparat per respondre les preguntes que faci el malalt quan entra en un protocol-assaig, que malgrat que tingui una certa rigidesa, només li serà aplicat totalment si no perilla l'evolució, que en tot moment serà controlada, i si es dóna el cas, sortirà del protocol i se li aplicarà la teràpia correctora estàndard que és d'ús habitual en aquestes situacions.

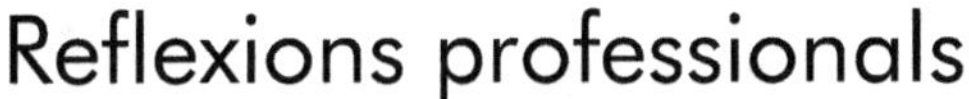

Reflexions professionals

Capítol 5
Interpretar i afrontar el dolor

Un aspecte que fa referència al dolor és el relatiu a com cada persona el suporta d'una manera diferent, ja que no tothom té la mateixa vivència i percepció del dolor i la malaltia.

La malaltia i el dolor tenen una vivència distinta en relació amb el component cultural. En aquest sentit, cal explicar que cada pacient és una persona diferent, així que tot i que puguin haver usuaris amb una mateixa malaltia o símptomes, les característiques de percepció i vivència són distintes en cada malalt.

Una de les causes més freqüents que fan infeliç una persona és el sofriment, el dolor persistent. El sofriment és una de les majors injustícies de la vida, i quan el dolor és desproporcionadament intens, aniquila la racionalitat de les persones. Es pot acceptar que el dolor és una reacció necessària de defensa, per exemple, per evitar que les persones es punxin, informa que una víscera funciona malament, avisa de la proximitat de temperatures extremes; és evident que en aquest sentit, el dolor és bo i és un mecanisme de defensa de la persona. El problema apareix quan el dolor és crònic, prolongat e insuportable. En aquestes situacions, no tan sols no és bo, sinó que a més comporta un bloqueig psicològic, que pot arribar a produir desesperació, ja que el dolor insuportable, com a sentiment de desgràcia, pot induir una persona al suïcidi.

Una de les assignatures pendents que hi ha en els plans de formació és que els futurs llicenciats no tenen una formació específica en el maneig del dolor. Els experts coincideixen en la necessitat d'establir programes de formació continuada relacionats amb la identificació i el maneig del dolor. Les organitzacions sanitàries consideren que s'ha d'impulsar que el dolor sigui recollit a la història clínica com el cinquè signe vital.

Se sap que quasi totes les malalties cursen en algun moment amb dolor de variable intensitat i que els metges manegen amb soltesa, però també és cert que pràcticament totes les neoplàsies avançades en algun moment provoquen dolor intens, rebel als tractaments habituals fets servir en el dia a dia assistencial i, per tant, de molt difícil maneig. Però quan apareix el dolor crònic, el dolor habitualment present, en general, el metge, tant de família com d'especialitats, no té una formació acadèmica suficient per fer-li front, i normalment aquest fet és degut a un dèficit crònic de programes formatius de la majoria de les facultats de medicina espanyoles.

No deixa de ésser curiosa aquest paradoxa, mentre aquesta afecció és possiblement la més prevalent, amb les seves distintes intensitats, en el quefer assistencial diari, no forma part de la programació curricular, quan les autoritats sanitàries cada dia inunden els mitjans de comunicació amb comentaris del tipus: «s'ha de formar metges amb una formació àmplia en medicina comunitària, és a dir, han d'ésser capaços de manejar els patiments més prevalents en l'entorn sanitari on es desenvolupen».

Conscients d'aquesta problemàtica, es pot agafar qualsevol revista científica per comprovar que el tema del dolor en patologia tumoral urològica, o en qualsevol altra malaltia urològica, hauria d'estar present en alguns articles rellevants, en canvi, és gairebé una troballa inesperada trobar-ne algun científicament interessant.

Per exemple, fins fa un any era director-editor d'una revista semestral sobre urologia oncològica, i conscient de la importància del dolor en aquesta disciplina, en un moment determinat vam dedicar un monogràfic sobre el concepte del dolor. Per poder portar a terme aquesta tasca, era necessari trobar uns professionals experts en aquesta temàtica, a més de responsables d'unitats específiques de tractament del dolor, ja que així tindrien coneixements sobre les pautes terapèutiques més adequades i les molècules farmacològiques amb més eficàcia terapèutica.

Aquesta va ésser una tasca difícil, atès que la major part dels professionals eren anestesiòlegs que es dedicaven de manera exclusiva o preferentment al tema del dolor a través d'unitats del dolor, cada dia més habituals en hospitals públics espanyols; o farmacòlegs, que també es dedicaven de manera selectiva al seu tractament.

Aquest monogràfic va ésser de gran utilitat per a tots els uròlegs que tracten diàriament el maneig del pacient neoplàsic i que, per tant, en algun moment de l'evolució del tumor hauran d'enfrontar-se a l'aparició d'aquesta complicació.

Afortunadament, hi ha especialistes uròlegs i oncòlegs que clarament i suficient estan preparats per fer front de manera efectiva per tractar el dolor neoplàsic que presenta característiques de gran intensitat i reiteradament present, però són escassos.

Hi ha una manera molt distinta d'interpretar el sentit últim del dolor, del patiment físic, del sofriment constant pels mals físics, entre un malalt creient catòlic i un malalt creient protestant. Així, l'actitud dels professionals sanitaris (metges i infermeres) davant la necessitat de calmar el dolor, per exemple, entre uns professionals de qualsevol hospital públic de Barcelona i els d'un de Londres, és diferent.

Els metges que tenen una formació religiosa catòlica de base, actuen d'acord amb les creences inculcades: el dolor purifica, el sentiment del dolor redimeix, «pariràs amb dolor», el dolor apropa a Jesús en el seu calvari i, per tant, només s'hi posa remei parcialment o total quan el malalt ho demana a causa de la intensitat o perquè el dolor és insuportable. He vist repetidament durant anys al nostres hospitals administrar gasivament els analgèsics, fins i tot els menors, en comptegotes. Hi ha una clara coincidència que els països del sud d'Europa tendeixen a assumir el dolor com un sofriment pel que s'ha de passar, i com a sentiment religiós de redempció. Algunes vegades s'ha comentat la baixa prescripció d'opioïdes en els països del sud d'Europa respecte als del nord. I més concretament, l'Estat espanyol és un dels països europeus en què menys es recorre a aquest tipus de tractament.

Vivència assistencial

Puc parlar personalment d'haver patit aquesta gasiveria en l'administració d'analgèsics. Estava ingressat per un dolor abdominal agut, que ja feia unes quatre o sis hores que durava i no remetia, era de gran intensitat i anava augmentant. Totes les proves funcionals i analítiques eren normals i no teníem diagnòstic, per tant, em van ingressar i em van donar analgèsics. Al cap de menys d'una hora ja havia passat l'efecte del calmant i ja tornava el dolor brutal, era del que en diem «lancinant», ja que el podia localitzar amb un dit a la zona abdominal alta i amb el dit podia també indicar la zona de sortida de l'esquena, és a dir, com si tingues el forat d'entrada i sortida d'una llança que m'entravessés el cos. Vaig demanar insistentment a l'infermera que m'administrés analgèsia a demanda, i aquesta s'hi va negar repetidament malgrat que sabia que jo era metge de l'hospital. Vaig haver de sol·licitar la presència del metge de guàrdia per demanar-li que autoritzés aquesta analgèsia, a la que va accedir no sense mostrar-se d'entrada reticent. Aquesta història és semblant a allò que li succeeix al doctor Mackee a la pel·lícula *El doctor*, dirigida magistralment per Randa Haines. En aquesta pel·lícula, al metge li passa el mateix que a mi: passa de metge a malalt, de manera que experimenta el tracte que reben els malalts ingressats.

El Dr. Mackee descobreix la gran importància dels sentiments en la relació metge-malalt, que el fet d'estar hospitalitzat trastoca tota la seva vida social, laboral i familiar, i no s'ha previst res per atendre aquest aspecte. Amb poques paraules, el metge ingressat i transformat en malalt descobreix tot allò que no ha après a la facultat ni en el seu treball diari. Per això decideix fer un canvi radical en la seva responsabilitat com a metge docent: obligar els residents a estar ingressats durant tres o quatre dies perquè experimentin las sensacions, el tracte i les vivències que suposa estar malalt, i ho diu amb aquesta frase: «així, d'aquesta manera podreu aprendre el que no m'ensenyaren a mi». Sense cap mena de dubte és un recurs de cine, però per la meva vivència personal, he de dir que s'acosta molt a la que hauria d'ésser la realitat.

Aquesta mateixa experiència real també la vaig experimentar quan vaig haver d'ésser atès a urgències per un accident domèstic. En aquell moment, vaig expressar la meva experiència en una narració breu: *Des de l'altra banda del carrer.*

A banda d'aquests motius esmentats, també hi ha una certa coincidència en què aquests tractaments requereixen perquè siguin subministrats una recepta d'estupefaents, i això des de fa més de vint anys, i en l'opinió de molts experts, aquest fet està totalment obsolet, ja que a més està sotmès a excessius controls administratius.

L'experiència de passar de ser metge a ser malalt permet calibrar l'autèntica dimensió de la realitat de l'assistència mèdica.

En canvi, als hospitals de països amb implantació religiosa majoritària del protestantisme, s'intenta de manera sistemàtica i des de l'inici, minimitzar el dolor, el patiment dels malalts, ja que la formació anglicana no admet el dolor com element purificador, exemplificatiu, de submissió al destí, sinó com un fet anormal, pertorbador de l'equilibri psicològic i que, per tant, s'ha de combatre d'arrel. L'actitud dels metges i infermeres als hospitals públics, per exemple d'Alemanya, és totalment la contrària: administren analgèsia precoç i a dosis efectives, inclosos els analgèsics majors-opioïdes.

Per tant, el dolor físic, el patiment físic, és suportable quan la intensitat és baixa, i si es fa més intens, s'ha d'aconseguir fer suportable o s'ha d'eliminar amb els medicaments eficaços i potents que els metges tenim a l'abast. A més les atencions i les cures de la infermeria, així com el suport emocional que entre tots i la família hi han de posar, és més suportable el dolor neoplàsic, possiblement el més cruel dels patiments físics i que, a més, se sap que no es podrà curar, però sí aliviar-lo temporalment.

1   El dolor del cos i el dolor de l'ànima

Però el patiment psicològic, el sentiment que genera la malaltia neoplàsica sí que pot ésser insuportable, a aquesta situació únicament s'hi arriba des de la solitud; des del sentir-se aïllat, sentir-se desvalgut dins un espai sense límits, gris, infinit, des de la sensació de petitesa, del sentiment brutal projectat a la recerca d'una ma càlida, oberta, forta i segura.

El dolor intens genera sentir la por que un es troba al final de l'existència, davant el desconegut, i no tenir una bona comunicació, no tenir davant uns braços oberts, és tal vegada, l'aspecte més tràgic del malalt que a vegades tenim els metges. Immediatament després de donar el diagnòstic, la primera acció terapèutica és atendre urgentment el dolor i el patiment psicològic.

S'ha d'ésser conscient i així s'ha de transmetre als malalts assistits, que la malaltia sempre serà una companya de viatge ocasional durant la vida i, per tant, ha de sortir del malalt la força interior per afrontar les adversitats en cas de males notícies, ja que per molts bons que siguin els metges, que es rebin els millors medicaments, que es disposi de la millor tecnologia... les ganes de viure són les que posen en positiu els efectes de la teràpia, si això no es fa, aquesta fracassarà.

Aquesta reflexió és comportada i aplicada pels professionals que es dediquen a la oncologia, específicament, però també els que es dediquen de manera molt especial a les malalties degeneratives, cròniques i deficiències físiques congènites. Per tant, des de la pròpia fortalesa s'ha d'ésser capaç d'infondre als malalts, que ha d'ésser la base des d'on han d'enfrontar-se a la nova situació.

De manera paral·lela a l'augment de l'esperança de vida, s'ha produït un augment de la incidència del dolor crònic, tant el relatiu a molèsties no neoplàsiques (malalties reumàtiques i degeneratives, artròsiques), com les neoplàsiques que tenen una durada que depèn de la supervivència.

Cada vegada hi ha més coincidència que s'ha de tractar el dolor, qualsevol tipus etiològic de dolor, com un dret humà fonamental, com ja van fer en l'IASP (Associació Internacional per a l'Estudi del Dolor), la comissió permanent dels Drets Humans de les Nacions Unides i l'Organització Mundial de la Salut (OMS). El dolor és un dels motius més freqüents per acudir al metge i una de les causes principals de patiment. Però també és igualment preocupant que un gran nombre de malalts no estan satisfets amb el control del dolor, per tant, continua essent un aspecte millorable.

Amb motiu d'aquesta realitat assistencial, es van creant entitats sanitàries promogudes per diversos col·lectius, uns del món sanitari (metges, infermeres, farmacèutics), d'altres per parents i familiars dels malalts i també de l'administració sanitària, ja que volen constituir-se en plataformes per divulgar la necessitat de prendre una consciència clara d'aquesta problemàtica, per tenir com a finalitat última millorar l'atenció als pacients amb dolor i als seus familiars, que són els que pateixen en primera línia aquesta condició altament incapacitant per uns, així com a vivència tràgica per altres.

Aquest fet manifesta la necessitat de crear una Ola Nacional per a l'abordatge i el tractament del dolor, aspecte sobre el qual el Ministeri de Sanitat n'és sensible.

Actualment, ja s'ha creat una entitat, Plataforma sin Dolor, que ha elaborat un decàleg, que està inspirat en els aspectes següents:

1. Contribuir a la millora de la salut i de la qualitat de vida del pacient amb dolor.
2. Crear opinió sobre la importància del dolor, conscienciant-ne tots el agents involucrats en l'abordatge.
3. Promoure el reconeixement i la difusió d'accions en el camp del dolor, informant del impacte que el dolor té per a la societat.
4. Comunicar informació relacionada amb el dolor i les alternatives i les solucions, creant suports per als pacient, els familiars i els professionals.
5. Fomentar la investigació sobre el dolor en les vessants epidemiològica i clínica.
6. Contribuir a la formació dels professionals sanitaris sobre el dolor i el seu correcte abordatge clínic i terapèutic.
7. Coordinar amb les administracions públiques estratègies per als pacients amb dolor.
8. Estudiar, analitzar i proposar alternatives per a l'atenció sanitària dels pacients amb dolor.
9. Actuar com a nucli coordinador d'activitats que es realitzin sobre el dolor en les diverses organitzacions.

10. Impulsar el desenvolupament de polítiques sociosanitàries que integrin i relacionin l'abordatge del dolor, qualitat de vida, promoció de l'autonomia i benestar social.

Una altra gran aportació de la cirurgia a la salut i al benestar de les persones, apart de la pròpia acció terapèutica en si mateixa, ha estat eliminar gairebé del tot el dolor del postoperatori, sempre present i sovint insuportable. Amb les unitats del dolor s'ha anat imposant que es deixin catèters per on injectar analgèsia a demanda o bé pautada per calmar el dolor que tot acte quirúrgic genera. En aquest context, la cirurgia implanta catèters connectats a reservoris plens d'analgèsia que es descarrega a demanda o bé de manera constant i mil·limètrica als pacients neoplàsics amb grans dolors insuportables o terminals.

Capítol 6
Càncer i dona

En el moment del diagnòstic de càncer, la vida dóna un tomb de 360º en tots els aspectes: familiar, laboral, sexual, social, etc. A més, quan el malalt és una dona, afloren aspectes que encara l'envolten de més dramatisme.

Apareixen comentaris com: «… què serà de la meva família, tanta falta com faig… ara hauré de ser jo qui necessitarà ser atesa…».

Hi ha, per tant, un fet que té una dimensió emotiva molt més forta dins el gran paper de la dona en la vida familiar, ja que passa a ésser d'invisible a imprescindible.

Quan es parla de l'impacte que suposa el diagnòstic de càncer en tots els aspectes de la vida, gairebé sempre s'oblida fer referència als rols tradicionalment diferents, com és el de l'home i la dona en l'ambient actual. No obstant això, la igualtat de rols tendeix a ésser més gran, però encara queda un camí llarg per recórrer, ja que si aquesta família és jove, té fills petits... la nova situació es complica més.

En aquest punt, com a eufemisme, es podria dir que les dones actuals són les esclaves modernes, perquè tot i que treballen fora de casa, continuen portant la casa i la família. A més, laboralment no han pogut superar la barrera imposada pels homes, atès que ocupen, generalment els darrers escalafons. En l'àmbit cultural, les dones no tenen una llibertat real per poder sentir-se realitzades, ja que molts països del Tercer Món continuen maltractant-les amb mutilacions genitals. El càncer en una dona jove va lligat a connotacions familiars complicades, ja que habitualment les dones tenen el pes de l'estruc-

> ## Vivència assistencial
>
> Com és evident per la meva professió he passat moltes nits als hospitals i he vist els acompanyants dels malalts ingressats. Gairebé sempre els acompanyants són dones, perquè el cas d'acompanyants masculins és escàs.
>
> Per tant, quan la dona és la malalta, la problemàtica agafa una dimensió més dramàtica, ja que afecta més a l'entorn familiar.
>
> El paper transcendental i sempre present de les dones en les nostres vides, en la vida de l'home, en la vida dels homes, en la vida de la humanitat.
>
> En la vida de l'ésser humà és sempre present durant tota la seva existència, i així en la saviesa popular es recullen els papers distints en cada període de la vida: durant la infància la presència de la dona és imprescindible per sentir-nos abraçats, tendrament embolcallats; durant la joventut i maduresa és imprescindible i sempre present per compartir plaers; i a la vellesa la dona és imprescindible per donar-nos consol i companyia. No obstant això, el paper que té actualment la dona tendeix gradualment a ser similar al de l'home.

tura familiar. Per tant, el càncer provoca, a més, un dramatisme institucional i familiar, ja que trastoca tots els equilibris i les forces internes de la família.

Històricament, el paper de la dona ha estat sempre de suport. Ha estat l'esquelet de l'home durant tota la vida, però no es podria explicar la història de la humanitat sense la figura de la dona.

Massa vegades oblidem que les dones són encara avui les que tenen menys accés a la cultura. Les dones en el països amb condicions sanitàries precàries, que són la gran majoria, encara exposen llur vida al parir, són les que més suporten els avortaments sense condicions sanitàries adequades, les que pateixen mutilacions genitals, i les que sofreixen, amb diferència, més violència de gènere.

El meu convenciment que les dones estan fetes d'un altre material, molt més fort que els dels homes, molt més consistent i resistent psicològicament, més capaç de superar tragèdies i contrarietats, d'arribar als extrems més sublims d'abnegació i d'amor, en primer lloc pels seus, però també pels altres; fins i tot de negació de la pròpia felicitat, de sacrifici i entrega de la vida en benefici de les persones que estimen, que encara que no de manera exclusiva, sí que molt més que no pas el homes.

Per tant, el càncer de dona presenta unes connotacions que són diferents que el càncer de l'home, no més o menys dramàtiques, però sí amb diferències.

Capítol 7
Asimetria d'oportunitats
(unitats multidisciplinàries)

Tothom és conscient que la declaració dels drets humans en l'àmbit mundial, així com la igualtat dels ciutadans de l'Estat espanyol davant la salut que queda definida com universal, gratuïta i equitativa en la Constitució espanyola, són desideràtums utòpics que la realitat diària s'encarrega de col·locar en el seu lloc.

A l'hora de la veritat és un eufemisme. Els drets universals de l'home són actualment una burla en molts estats; únicament una petita part de la humanitat es beneficia dels coneixements científics i mèdics, i als llocs on aquests estan instaurats, no està tampoc universalitzat el dret a la salut, per exemple, la desigualtat que hi ha a Estats Units, el país més potent en ciències biomèdiques. Fins i tot als països europeus on molts tenen una potent sanitat pública i que és universal en molts d'ells, com ho és a l'Estat espanyol, la distribució de recursos sanitaris és irregular. Per exemple, en termes d'assistència uroncològica en particular o oncològica en general. Les diferències entre comunitats autonòmiques és més que evident, però fins i tot en aquelles en què hi ha una bona xarxa, existeixen diferències entre centres, diferències molt importants en aspectes bàsics de terapèutica, com radioteràpia, en suport psicològic, en les llistes d'espera, en l'aplicació de programes de detecció precoç, etc.

Aquesta asimetria d'oportunitats en alguns casos i situacions és dramàtica, fins al punt que la supervivència pot dependre de la porta que un obri.

Si una persona es va a visitar a un centre hospitalari que no disposi d'unitats funcionals organitzades, hi ha centres grans que no en tenen, així com centres hospitalaris petits o mitjans, per exemple, per un càncer de mama, pel fet d'entrar a l'assistència a través del servei de cirurgia, o bé entrar pel servei de ginecologia, o entrar pel servei d'oncologia mèdica, o pel servei d'oncologia radioteràpica, poden haver vies assistencials dispars, que en tractar-se de malalts tumorals, es pot perdre l'oportunitat de curació, ja que no es poden beneficiar d'una decisió terapèutica consensuada i que respon a la de millor evidència científica.

La revista *Cancer Detection and Prevention,* l'any 2008 va publicar un article en què s'analitzaven els intervals entre el diagnòstic i l'inici del tractament en una sèrie de sis tumors molt freqüents: pulmó, colon, pròstata, veixiga, mama i matriu. Aquest estudi, InterCat, fou realitzat en vint-i-dos hospitals catalans i tot i tenir algunes limitacions metodològiques (dades relativament superades i manca d'alguns ítems, actualment eines molt útils), sí que ofereix una visió radiogràfica i precisa d'una situació real i que pot ésser extrapolable a altres zones de l'Estat.

En el cas dels malalts de càncer de pulmó es constata que un 50 % triga menys de quaranta dies a iniciar el tractament, però la realitat és que l'altra meitat triga més d'aquest temps.

Aquest fet demostra una vegada més que les dades estadístiques ofereixen una visió panoràmica de conjunt, però quan s'està davant d'un malalt concret i aquest demana conèixer en quina banda de l'estadística es troba, és quan aflora el problema. Si està entre els que només triguen disset dies, es pot dir que el sistema és excel·lent, difícilment millorable; en canvi per a les persones que estan en la banda dels seixanta dies, en són molts. Per exemple, la incidència de càncer de pulmó a l'Estat espanyol és d'uns dinou mil casos a l'any. Aquest raonament es pot aplicar a d'altres tumors, però també s'han de fer unes correccions particulars i adients segons el tipus de tumor, ja que cadascun té unes característiques diferents, a més d'un perfil genètic particular cada pacient.

Aquesta evidència demostra que no tots els malalts d'un mateix càncer es beneficien de les mateixes teràpies. Actualment, la medicina disposa d'eines que permeten mesurar la variabilitat individual, de manera que per decidir la terapèutica a utilitzar es necessiten més proves, algunes de complexes, i això tenint en compte que els hospitals estan massificats, allarga el procés. Hi ha una crua realitat i és la gran diferència entre els hospitals, si bé no es disposen d'estudis comparatius sistemàtics.

Aquesta asimetria d'oportunitats és una de les situacions que fan injusts els sistemes sanitaris públics, universals i gratuïts, fet que s'hauria de procurar solucionar, i una de les actuacions a fer és modificar l'estructura funcional assistencial i coordinar-la entre els diferents nivells hospitalaris, de manera que tots els malalts tinguin les mateixes oportunitats, independentment del lloc on estiguin.

Aquesta asimetria d'oportunitats preocupa als professionals que es dediquen a la patologia oncològica, així com als organismes dedicats als estudis comparatius de diferents sistemes sanitaris, com el Instituto de Estudios Médico Científicos (Inesme), que ha dut a terme informes que avaluen les diferències dins la Unió Europea en l'aplicació de criteris autòctons per a la presa de decisions sobre noves tecnologies i tractaments oncològics; conèixer també les opinions dels pacients en relació amb l'accés actual als mitjans diagnòstics i terapèutics segons els països, identificar els millors sistemes amb els millors resultats com a recomanacions.

Dins aquest informe, a més, cal esmentar que també s'ha de tenir en compte el criteri d'eficàcia cost-efectivitat a l'hora d'aprovar la incorporació de noves tecnologies i teràpies, de manera que els responsables polítics sanitaris haurien de promoure la coordinació dels diversos sistemes sanitaris per elaborar un catàleg de prestacions raonablement homogeni que evités les desigualtats.

Així, cada estat membre té una sèrie de plantejaments propis, tot i que comparteixen una declaració dels principis i valors comuns dels sistemes sanitaris europeus.

La realitat fa que aquests valors que proclamen una atenció sanitària de qualitat, uns principis d'equitat i solidaritat, no es compleixin.

Cal afegir-hi, encara, una realitat més dramàtica, ja que quan es fa referència a assistència oncològica, la falta d'igualtat té una clara repercussió en la qualitat de vida i la supervivència. Una assistència sanitària de qualitat comporta diagnòstics més precoços i més efectivitat en els tractaments, per tant, en resulta una millor supervivència als pacients amb càncer.

Aquesta asimetria en les polítiques sanitàries entre els diversos països europeus, també es pateix a l'Estat espanyol. L'estructura territorial espanyola, amb un sistema nacional de salut descentralitzat, ha possibilitat l'existència de «desigualtats regionals» en els serveis oferts i també en la distribució pressupostària.

En relació amb l'assistència uroncològica en general, en què el tractament consisteix en una combinació d'accions terapèutiques coordinades, el diagnòstic definitiu i la teràpia no pot dependre d'una única veu, atès que és imprescindible el criteri consensuat multidisciplinar, perquè d'aquesta manera s'obté un dictamen final fruit de certeses científiques i que segueix un esquema per obtenir el millor resultat. A més, també es garanteix que tothom pugui tenir les mateixes oportunitats de diagnòstic i teràpia, ja que tots els malalts es tracten igual, segons el diagnòstic i factors pronòstic; així es poden obtenir els mateixos resultats, els millors possibles i les complicacions són les previsibles, que es detecten oportunament i corregides de manera precoç.

Si es reflexiona sobre aquest aspecte, es pot comprovar que la formació universitària és essencial per a la definició del model de professionals que es vol tenir. En aquest sentit, es fa manifest que cal incorporar la formació del treball en equip.

Actualment, en patologia tumoral, no resulta apropiat ni formatiu fer servir les classes per transmetre els coneixements que l'alumne pot llegir i estudiar en els llibres de text. De fet, la classe únicament hauria d'utilitzar-se per exposar casos i situacions clíniques que l'alumne es trobarà en la pràctica clínica diària, de manera que el professor actuaria com a orientador dels alumnes perquè aconsegueixin una anàlisi crítica del cas, així com de les solucions.

Aquest tipus de formació exigeix un important treball individual per part de l'alumne, en què el paper del professor com a tutor de formació és cabdal en aquest model, i també el d'un treball en equip.

En aquest punt és on el mètode té una correspondència clara en la vida clínica i assistencial dels metges, ja que treballant en equips, habitualment multidisciplinars, les aportacions i la seguretat que aquesta mecànica de treball conjunt aporta és superior a la suma de les individualitats.

Té una importància cabdal aquest canvi de paradigma assistencial, però perquè realment sigui efectiu en el futur caldria modificar els estudis de medicina, ja que encara són individualistes i competitius. Com a resultat, el pacient es podrà beneficiar de rebre l'opinió de diversos professionals per a un cas determinat.

Capítol 8
Llençar la tovallola *versus* acarnissament terapèutic

Actualment, hi ha una polèmica que enfronta dues actituds terapèutiques:

- Partidaris que la vida no té preu, de manera que sempre s'ha d'actuar fins al final, independentment del que costi.
- Partidaris de l'eutanàsia activa i passiva, els quals propugnen que quan es percep una situació irreversible no cal allargar innecessàriament la vida mitjançant mètodes extraordinaris.

Els arguments que manegen uns i altres són de molt de pes, perquè tenen raons poderoses que avalen la seva postura, però no estan tancats tots els arguments, hi ha escletxes que permeten, si més no, discutir-ne seriosament la fortalesa de les postures.

Entre els partidaris de l'acarnissament terapèutic, hi ha casos en què s'ha aconseguit revertir la situació clínica, que d'antuvi semblava impossible. En aquests casos, és quan resulta vàlid utilitzar el tòpic que la vida no té preu. No obstant això, els economistes de la salut, que també subscriuen aquesta reflexió, afegeixen que si bé no té preu, la vida té un cost, reflexió que és fàcilment compartida.

En aquests casos, l'economia no ha d'ésser l'únic argument a valorar en parlar de salut.

Entre els seguidors de la filosofia de la limitació terapèutica hi ha arguments que xoquen quan una persona fa la reflexió d'allò que actualment no es pot curar, però que en poc temps ho pot ser com, per exemple, va passar amb el càncer de testicle.

Per tant, s'observa que els arguments són més aviat actituds filosòfiques que teories sòlidament consolidades, perquè hi ha exemples i casos clínics favorables o desfavorables que afirmen o neguen els arguments de cada corrent d'opinió.

No hi ha malalties mortals o incurables per necessitat, ja que no hi ha res en la malaltia que sigui una necessitat absoluta per a l'home, perquè tota necessitat és en ella necessitat *ex suppositione*. Si l'actual tècnica o estat dels coneixements no permet curar una patologia qualsevol, les tècniques futures, els coneixements futurs ho aconseguiran, i aquests poden ésser fins i tot immediats. És possiblement l'element de reflexió més sòlid i contundent per emprar els que volen mantenir la terapèutica fins al final, els que no admeten un abandonament terapèutic.

En aquest punt, cal esmentar com es va introduir el CisPlatí en la terapèutica dels tumors testiculars. En 1960, el biofísic Barnett Rosemberg, investigador en el laboratori del departament de biofísica de la universitat pública de Michigan, va començar a fer un experiment amb corrents elèctriques per veure com n'influïen en el creixement i evolució dels cultius del bacteri *Escherichia Coli,* el bacteri intestinal més freqüent. Feia servir un corrent altern de 1.000 c/seg., els elèctrodes eren de platí i en el medi on es desenvolupava l'experiment hi havia clorur, és a dir, es donaven una sèrie de circumstàncies casuals, com succeeix en la recerca. Hi havia un element escollit aleatòriament per efectuar l'experiment, el clorur; en canvi, els altres dos components essencials de la recerca s'havien escollit perquè se sabia que no es podien modificar durant l'experiment. Afortunadament, eren dades equivocades, ja que es va produir una electròlisi del platí amb aquell tipus de corrent, és a dir, es va lliurar platí al medi ambient en polaritzar-se els elèctrodes. No obstant això, el fet més important i cabdal per al futur és que el cultiu del bacteri no va créixer, no hi va haver una divisió cel·lular. Quan Rosemberg va fer una anàlisi molt acurada dels resultats, primer va analitzar els components de la solució primitiva, on únicament hi havia clorur, i es va trobar que hi havia sals amòniques de platí, les quals s'havien generat per la dissolució parcial del metall (platí) dels elèctrodes, per efecte del camp elèctric utilitzat. Aquest fet inesperat, casual, tot i que dissenyat metodològicament, havia produït uns altres resultats dels esperats, però fou precisament la interpretació intel·ligent d'aquests resultats, una gran sagacitat per llegir interpretativament unes dades inesperades, el que va aportar llum sobre una aplicació futura. L'any 1965, quan Rosemberg va publicar els resultats a la prestigiosa revista *Nature*, va ésser un fet decisiu per al futur de la teràpia dels tumors testiculars. L'article finalitzava amb les paraules següents, que recorden les utilitzades per Watson i Crick sobre el descobriment de l'ADN: «podran aquestes sals impedir la divisió d'altres bacteris o fins i tot d'altres cèl·lules?». Altres investigadors van recollir aquestes paraules anys més tard, quan van demostrar que la sal de platí configurada com cis-diclordiamino-platí (cisplatí), va resultar ésser un dels medicaments més

---

Vivència assistencial

Quan estava fent la residència MIR, a un company també MIR, estranger, li van diagnosticar un tumor testicular; en aquells moments a més de l'orquiectomia (extirpar quirúrgicament el testicle) no hi havia més coses a l'abast, ja que la quimioteràpia que hi havia era ineficaç. Després de l'operació, al cap de vuit o deu mesos, varen aparèixer adenopaties (ganglis) indicadors de disseminació i, per tant, en aquell moment (primera meitat de la dècada de 1970), es va decidir no fer res, i enviar-lo a casa dels pares, amb un informe, perquè pogués passar els últims moments amb la família.

Als sis mesos d'haver marxat, es varen conèixer els primers resultats de la introducció del cisplatí com a tractament dels casos avançats de carcinoma de testicle, amb un índex de curació que en el cas d'aquest tipus de tumor era del 97,63 % dels casos, és a dir, amb tota probabilitat el metge-MIR s'hauria pogut curar si no hagués abandonat la teràpia. Per tant, queda perfectament definit el camí que la terapèutica ha seguit per respondre la capacitat evolutiva i poderosa dels sabers dels coneixements científics, imprevisibles temporalment.

potents contra el càncer. En la dècada de 1970, l'oncòleg mèdic Larry Einhorn, professor a la Universitat d'Indiana, va presentar unes dades que van impactar: unes taxes de curació superiors al 60 % en una sèrie de quaranta set malalts de càncer testicular.

El progrés de la tècnica permet una penetració asincrònica en la realitat de l'alteració morbosa. En aquest context, el metge és capaç de dominar la malaltia i la sensació d'emmalaltir.

La definició de Diderot de la paraula química *«imitatrice et rivale de la nature»* va suposar un salt qualitatiu molt important en la medicina: la síntesi artificial dels principis actius naturals, per exemple, la producció d'insulina o de penicil·lina, com a substàncies paradigmàtiques.

Un altre salt qualitatiu ha suposat la producció artificial de molècules fruit de l'experimentació i el disseny químic, fet que ha possibilitat disposar de moltes molècules, amb una eficàcia terapèutica fins al moment desconeguda, les quals han modificat de manera extraordinària la història natural de moltes malalties.

A més, cal esmentar la capacitat de manipulació genètica en molts vessants: fecundació *in vitro,* elecció de sexe, teràpia gènica amb cèl·lules mare, modificació de senyals de traducció genètica (dianes terapèutiques moleculars), etc.

Aquestes tres reflexions analítiques permeten entendre que en una societat altament desenvolupada, científicament avançada, que té programes de recerca potents, el metge projecte i una imatge de poder sobre la naturalesa, com de creador de *vida nova,* que tot ho pot o està a punt d'aconseguir-ho.

Capítol 9
Ignorància i determinisme biològic

Encara a data d'avui, en el segle XXI, l'era del coneixement científic i de la societat de la informació, s'arrosseguen creences sobre la salut i la medicina de l'època medieval.

La ignorància i la por són les causes que han atorgat a les forces ocultes, des de la bruixeria i les divinitats a les forces naturals com el sol, la lluna, el foc, el paper de responsables de les malalties. En aquest sentit, també l'etimologia de les paraules que s'utilitzen mostren aquest fet: patir una desgràcia com a falta de gràcia, falta de protecció divina...

Per aquest motiu, així com per altres poders (religió, política, Inquisició...), es va marginar les persones malaltes, ja que s'indicava que eren portadores de maledicció o de càstig diví o de comportament social contradictori amb les normes imperants. Actualment, patir una malaltia crònica, per exemple, degenerativa, continua produint una estigmatització.

La lepra, la pesta, el còlera ja no són malalties que marginin, atès que els avanços científics han permès conèixer una teràpia científica.

A la Bíblia, quan Jesús camina amb els seus deixebles, es troben un leprós, el moment en què un dels deixebles li pregunta: «[...] mestre, qui ha pecat, ell o els seus pares?».

És una frase que exposa clarament la creença que les malalties obeïen a causes de transgressió espiritual o religiosa, és a dir, que no tenien relació amb la biologia, concepte que no es coneixia.

Durant la Inquisició, l'origen de moltes malalties es relacionava amb el càstig diví, a la intervenció del diable, a maleficis, a influències astrals, a la mediació de bruixes, etc.

El poder religiós i també el polític, conscients que podien dominar i imposar les seves creences i així mantenir el poder terrenal, van prohibir aquestes pràctiques, ja que van determinar que eren contràries a l'ortodòxia i als bons costums.

Francesc Terrades, en el *Compendi de la pesta y de la precaució y curació d'aquella,* indicava: «*[...] la cura certíssima i principal* (feia referència a la pesta), *a la justícia de Déu Omnipotent perque moltes vegades amb aquell flagell es venja dels pecats dels homes [...]*» i, per tant, per posar remei a aquesta malura les seves recomanacions eren propiciar la devoció popular; però també tenia propostes terapèutiques per a les persones ja infectades: «*[...] la cura de l'ànima puix és cosa clara, i manifesta, que la major part de les malalties del cos venen per enfermetats i malalties de l'ànima i per això serà be que en principi confessar-se i fer vertadera penitència dels pecats i demanar de veres perdó [...]*». Així, queden clars els coneixements que es tenien sobre les causes de les malalties, que encara es poden trobar en l'actualitat, en el moment que el metge informa sobre una determinada malaltia al pacient.

També hi ha més implicacions que moralitzen en altres documents: «*[...] Per a poder viure sà cal abraçar molt la castedat*», «*...Temperar l'exercici, descansar regularment i evitar els exabruptes de l'ànima, la ira, l'odi, els que alteren l'equilibri espiritual i debiliten la virtut...*». D'aquesta manera, es podria dir que s'equipara «un home sà» amb l'ideal que recomanaven els tractats mèdics i moralitzadors de l'època.

D'aquestes normes i consells se'n pot fer una anàlisi i unes conclusions en què queda clar el poder dels metges d'aquell temps en intervenir sobre el comportament físic i corporal del malalts, alhora que es controlaven les conductes socials i el comportament moral. Això significa que el metge actuava, era un poder més (a banda de l'església i la política), que contribuïa a regular i normalitzar la societat.

El determinisme biològic de l'Edat Mitjana va suposar un retrocés científic que ha tingut conseqüències negatives durant segles, ja que els valors morals tenien un origen biològic i es podien transmetre de pares a fills, com afirmava Juan Escobar, home de la Inquisició: «el fetus adquireix les inclinacions morals dels pares des del moment de la concepció».

Aquestes idees propiciaren associar condició moral i nissaga, el que va permetre classificar les persones en funció de la pertinença a un grup o raça. Aquestes teories s'han mantingut al llarg de la història. No cal anar gaire lluny ni geogràficament ni cronològica per tenir-ne constància d'aquesta realitat: la història dels «xuetes» a Mallorca era ben viva fins el segle passat. Aquestes creences cal combatre-les perquè encara avui dia hi ha gent que atribueix les causes de les malalties a un trauma psicològic, a una situació personal o familiar adversa, etc.

Durant els anys seixanta del passat segle XX, encara el text oficial de *Microbiologia Clínica*, quan esmentava la profilaxis de la infecció urinària per *Neisseria Gonorrheae* (purgacions), recollia aquestes paraules: «*[...] Todo acto sexual extramatrimonial es peligroso, pese a las medidas tomadas para evitar el contagio. La única medida absolutamente útil es la continencia sexual que impone la moral cristiana y que obliga por igual al hombre y a la mujer*».

En el segle XXI, encara hi ha persones que creuen que les malalties tenen l'origen en energies positives i negatives, en actituds negatives, tal com succeïa abans de l'era del coneixement lògic i científic, per exemple, des dels clàssics grecs i romans i fins a l'Edat Mitjana, quan es buscaven causes absurdes i explicacions religioses per explicar els fets.

Per exemple, en el cas de les malalties infeccioses, únicament l'observació meticulosa havia estat capaç de veure que quan hi havia acumulació de pus, quan hi havia un abscés, aquest s'havia de drenar, i es va formular aquella màxima que encara és totalment vàlida: *ubi pus ibi evacua*. S'ha de drenar, ja que aquest fet possibilita que les pròpies defenses del malalt puguin actuar sobre una superfície o volum infectat menor, de manera que és més senzilla una cura. En aquests casos, quan el procés infecciós està localitzat, el fet de drenar-lo pot curar sense administrar cap antibiòtic.

Per tant, les medicines alternatives s'han d'entendre com a complementàries o placebos a la ciència mèdica; les úniques medicines científiques són les que utilitzen el coneixement científic obtingut mitjançant metodologia científica segons els postulats de Claude Bernard, que són assumits per la unanimitat dels organismes científics de tot el món.

El cos humà és física i química, per tant, si funciona malament, s'han de trobar causes físiques i químiques. Unes causes tenen l'origen extern al propi cos (irradiacions, aliments, fumar), la irradiació solar excessiva i reiterada predisposa el melanoma (càncer maligne de la pell), fumar predisposa a patir càncer de bufeta urinària, de pulmó, càncer de laringe; i d'altres causes tenen origen intern, defectes o errors congènits genètics que amb els anys de replicacions cel·lulars es van acumulant errors fins que aquestes desemboquen a una cèl·lula filla tumoral; per exemple: el càncer de còlon en pacients que tenen poliposi familiar; alguns tumors renals d'origen familiar, el retinoblastoma (tumor maligne de l'ull). Amb aquestes dades s'obté el mapa de les causes del càncer, queda per saber quines són les causes desencadenants immediates.

Cal combatre les falses creences donant tota la informació científica disponible i amb un llenguatge clar, que permeti emfatitzar les influències externes: ambientals, alimentàries, exposicionals, entre les més conegudes i demostrades científicament, i alhora combatre la desinformació, les creences pseudocientífiques i les interpretacions esotèriques.

Per això és molt important que el malalt tingui clars aquests conceptes, ja que l'ajuden a comprendre millor el procés, a entendre els tractaments i a col·laborar amb el metge i les infermeres durant el temps que duri la teràpia, en què es necessitarà una col·laboració especial del malalt. Això únicament és possible si el malalt entén clarament tot el procés.

La informació i la comunicació és el millor mètode per combatre «pseudomedicines paral·leles», ja que gairebé sempre donen esperan-

> **Vivència assistencial**
>
> Una malalta d'uns cinquanta anys d'edat a la qual es va diagnosticar un tumor vesical, el seu metge de capçalera li va dir que allò eren «berrugues», terme que encara desgraciadament utilitzen alguns professionals, i que s'ha d'eliminar del llenguatge mèdic, i que es podien curar amb una sèrie d'herbes, infusions, xarops i que no tenia més importància. Com era d'esperar, la malalta només volia escoltar que no tenia res important, però es va negar una realitat evident. Aquesta persona, que va fer cas dels consells del metge de capçalera, va haver d'iniciar un tractament molt agressiu quan van aparèixer episodis d'hematúria (orinar sang), ja que el tumor s'havia fet infiltrant.

ces que no s'ajusten a la realitat, per tant, no s'ha de donar credibilitat als arguments esotèrics.

Actualment, és freqüent que alguns professionals de la medicina facin servir el terme «berruga» per fer referència als tumors de la bufeta urinària, quan es coneix que es tracta de càncers, de tumors malignes. El fet que la major part d'aquestes berrugues són no múscul infiltrants (superficials), que responen bé als tractaments i, per tant, es curen o perduren (es van reproduint periòdicament), permet que la gent pensi que es tracta de berrugues benignes, tot i que puguin orinar sang, però sense dolor o símptoma. Cada any ho explico als meus alumnes amb exemples reals, cal insistir que es tracta d'un càncer, que si no es tracta adequadament pot acabar amb la vida del malalt.

És necessari canviar la mentalitat, ja que serà més eficaç poder lluitar contra les «berrugues» si se sap que es tracta d'un tumor maligne.

1　Parlar del càncer

El metge ha d'ésser capaç de parlar del càncer des d'un punt de vista humà, a més de professional, com comenta el doctor Francesc Casas, «d'una manera personal o poètica, fins i tot».

En aquest punt, cal fer un esforç per comunicar aquells aspectes no científics de la medicina. S'ha de comunicar des de la vessant humana, és a dir, s'ha de comunicar a cada pacient les ordres mèdiques, les pautes de tractament i els símptomes que cal preveure que apareixeran.

També cal tenir present que en els casos en què és coneguda la causa epidemiològica de la malaltia, per exemple, el càncer vesical i l'hàbit de fumar, s'ha d'indicar que en el moment que el pacient torni a la vida ordinària, no ha de repetir els hàbits que van provocar la situació patològica, en aquest cas fumar, ja que de continuar fumant, hi ha una probabilitat altíssima que la malaltia es reprodueixi.

2   Companys d'habitació i nits d'hospital: fins on es preserva la intimitat del malalt?

Cal treballar en tres aspectes essencials per millorar la relació entre el metge, el pacient i l'hospital:

- La intimitat dels malalts ingressats.
- El confort de les habitacions i les exploracions complementàries.
- La informació.

En relació amb la intimitat, des de fa anys hi ha una polèmica o reflexió sobre si les habitacions en els hospitals públics han d'ésser simples o dobles. Antigament, les habitacions tenien quatre llits separats per cortines, però també n'hi havia que tenien més llits.

La visió més positiva seria tenir habitacions individuals, amb bany particular, però la realitat econòmica del sistema sanitari no permet que n'hi hagi en la major part dels hospitals. Aquesta manca d'intimitat provoca veure situacions que poden arribar a violar la intimitat del pacient com, per exemple, orinar en una màtula en un racó o en un passadís.

Pel que fa al confort, les habitacions dobles obliguen a compartir experiències: nits i dies, sofriments i alegries, dolor i esperança, olors, ferides, sospirs, gemecs i queixes... Segurament el pitjor moment del dia és la nit, ja que es fan llargues, no hi ha silenci, el més mínim soroll ressona. Això demostra que els pacients reclamen confort, perquè és difícil poder conviure amb la malaltia i sense unes garanties positives per al descans del cos (qualitat percebuda en terminologia de gestió sanitària).

La informació que ha de rebre el malalt també és una qüestió no resolta, ja que desconeix la programació diària que tindrà mentre duri l'estança a l'hospital, fet que prova una angoixa. Per exemple, no comentar amb el pacient determinades proves, com una ressonància nuclear magnètica, pot provocar una sensació de neguit en el moment en què han d'entrar en el túnel.

Actualment no s'haurien de donar aquestes situacions, ja que en l'era de les tecnologies de la comunicació no es pot justificar la desinformació. Els malalts reclamen cada dia més formació ben explicada i temps per assumir-la en calma.

Atès que aquests aspectes no han patit canvis des de fa temps, comença a ésser un tema preocupant per als gestors sanitaris.

Capítol 10
De l'esperança a la desesperació:
les llistes d'espera

L'esperança, malgrat que és un mecanisme per mantenir l'optimisme, imprescindible en l'exercici diari de la medicina, fou, segons la mitologia grega, un do de Zeus per ajudar els mortals. Explica la llegenda que Prometeu, el tità creador de la humanitat, regalà als mortals de manera secreta el foc que havia robat de l'Olimp i al mateix temps els va regalar els coneixements que havia rebut d'Atenea. Quan el déu suprem Zeus se'n assabentà, es va enfadar de tal manera que li va entrar la fúria i va fer encadenar Prometeu a una columna i li va posar un voltor ensinistrat perquè li mengés les entranyes de dia; a la nit aquestes es regeneraven i així al dia següent el voltor hi tornava i d'aquesta manera el patiment es repetia sense descans. Immediatament, Zeus va ordenar al seu fill Hefest, el déu grec del foc, que creés una dona, la més preciosa possible, i d'aquesta manera es va crear Pandora, i Zeus la va enviar a la Terra perquè regalés a Prometeu una capsa en què hi havia guardat tots els mals: l'enveja, l'odi, els vicis, la bogeria... Però Zeus, que estava ofuscat, en un descuit, també hi va posar l'esperança. Quan Prometeu va rebre a Pandora no va voler la capsa, ja que sospitava que hi hauria aspectes sinistres de Zeus i va demanar a Pandora que mai obrís la capsa. Malgrat el seu prec, Pandora va obrir la capsa i de seguida varen sortir tots els mals, però també va escapar-se i escampar-se l'esperança, i des de llavors els mortals tenim aquesta eina per suportar els mals, les desgràcies i les desventures.

Malgrat aquesta explicació mitològica, els mortals no hem fet més que substituir les intrigues i arbitrarietats divinals mitològiques per profetes més fiables i misericordiosos: Moisès, Lao Tse, Zoroastre, Buda, Confuci, Jesucrist, Mahoma... De fet, el bièleg David S. Wilson opina que la religió no és més que una eina al servei de l'instint de conservació de la humanitat.

També l'antropòleg americà Lionel Tiger opina que la religió és una expressió de l'optimisme natural del gènere humà. Aquest autor suggereix que a través de la història les institucions religioses han explotat aquesta inclinació innata al pensament positiu: «l'optimisme és l'essència de totes les noces, els baptismes i fins i tot dels funerals, i d'aquesta manera garanteix feina als clergues, i també als crupiers i als loters».

En relació amb l'espera i l'esperança es pot afirmar que no hi ha cap política sanitària que no tingui problemes amb les llistes d'espera, un element inevitable en tota la gestió sanitària pública, perquè és impossible pensar en un model viable sostenible i eficaç que no tingui llistes d'espera.

Per tant, quan un parla de llistes d'espera, es menciona un element clau en la gestió diària. Concretament, aquest fet engloba les llistes d'espera quirúrgiques, les consultes hospitalàries i les proves complementàries.

Alguns dels aspectes tècnics de les llistes d'espera són el temps que triga un malalt a ésser visitat, el temps entre la sospita diagnòstica i la confirmació, el temps entre la sol·licitud terapèutica i l'ingrés, etc.

Totes les opcions de política sanitària estan basades a millorar aquests intervals, fet pel qual es proposen accions com: diagnòstic ràpid del càncer; diagnòstics de circuit preferencial; paquets de gestió selectiva...

L'efecte de les llistes d'espera en els malalts amb sospita diagnòstica de càncer, o amb el diagnòstic establert i que estan pendents d'iniciar el tractament mèdic o quirúrgic, desencadena una reacció psicològica i emotiva molt especial i d'una gran intensitat, ja que tem el pitjor.

En aquest moment s'inicia un calvari psicològic en què s'imagina què pot succeir en el cas que es confirmi la sospita. Hi ha persones que es lamenten de la situació, mentre que també hi ha persones que pensen que s'han confós amb el diagnòstic, per tant, analitzen els fets amb una racionalitat impecable, ja que són conscients que la sospita té una base real, però és interpretable i s'ha de confirmar. Però en ambdós supòsits, el fet angoixant existeix, si bé ho manifesten de manera diferent.

Els dies d'espera poden provocar que el pacient necessiti ajuda psicològica, fins i tot psiquiàtrica, ja que es perd la concentració, apareix l'insomni, la desgana...

1   La desesperança

La desesperança apareix quan es té la confirmació diagnòstica. És un moment clau en l'activitat assistencial, quan resulta de gran utilitat conèixer i tenir experiència en les tècniques per comunicar males notícies. En aquest punt, la immensa majoria dels pacients entren en una situació de gran *shock* emotiu i s'ha de saber enfrontar-se, com a professional, a aquesta difícil situació.

En aquests moments, si hi ha una relació de confiança entre el metge i el pacient, sempre apareix una reflexió repetida que aporta el malalt després de que si li ha comunicat el diagnòstic: he repassat la meva vida talment com si fora una pel·lícula, tota en un *santiamén;* he repassat el bo i el dolent i sento el temor del que em pugui passar en el futur, perquè jo encara voldria fer moltes coses; també és cert que em sento en pau amb tot el que he fet; així que sigui el que Déu vulgui d'aquí endavant.

Però en tots els casos hi ha el temor, l'angoixa, la incertesa per conèixer què passarà, de manera que el retard no és un bon aliat.

Aquesta tardança entre el moment del diagnòstic i el moment en que s'inicia el tractament mèdic o l'ingrés per cirurgia sempre es fa llarg, ja que el malalt només pensa en això, principalment en aquelles situacions més desagradables i conflictives.

Científicament se sap que no tots els tumors tenen el mateix ritme de progressió, i aquest coneixement s'ha d'explicar bé al malalt perquè pugui entendre i acceptar que en determinades situacions la demora no afecta la progressió tumoral. Així, l'estat d'angoixa i desesperança que poden suportar els pacients pel temps d'espera per iniciar el tractament és diferent, però en determinats casos pot ser comprés

Capítol 11
Tractament expectant: estem preparats?
Qualitat de vida: qüestió emergent

El «tractament expectant» és la terapèutica d'esperar i veure *(wait and see),* com determina la terminologia mèdica actual. Sovint, les creences populars han afirmat que és millor no fer res que actuar en algunes situacions, *primum non nocere,* és a dir, que l'actuació no ha de provar un empitjorament.

En aquest context, per deixar d'actuar davant un diagnòstic de malaltia greu, com a actitud terapèutica, s'ha de tenir molt clara la història natural de la malaltia, ja que si no es fa, pot ser perjudicial per al pacient i èticament inacceptable.

1   Quan es dóna aquest dilema?

El creixement dels tumors és variable en el temps, per exemple, en el cas d'alguns tumors testiculars, el «turnover» cel·lular, concepte que significa el temps que triguen les cèl·lules tumorals a reproduir-se, és curt o molt curt i, per tant, el tumor en poc temps creix i s'expandeix de manera exponencial. En aquests casos seria totalment inacceptable una opció terapèutica d'esperar i veure, d'abstenció d'actuar i seguir el pacient. S'ha de tenir en compte que aquesta patologia afecta preferentment a homes joves, que tenen una esperança de vida molt llarga.

En canvi, hi ha tumors relacionats amb l'urologia que tenen un «turnover» molt lent, la replicació cel·lular és molt lenta; com el càncer de pròstata. És un tumor que creix lentament, necessita anys per arribar a tenir el volum d'una llentia, tot i que aquesta mida suposa la presència de milions de cèl·lules tumorals.

Aquesta característica li dóna una atenció diferenciada per part dels clínics: el temps d'espera per actuar no cal que sigui urgent, sempre dins uns límits, ja que aquesta dilació temporal no té repercussions negatives sobre la història natural de la malaltia i, per tant, pel malalt.

Aquesta situació ha donat peu a fer una proposta terapèutica que quan es diagnostica un càncer de pròstata inicial i el malalt tingui una esperança de vida de menys de deu anys, és millor no tractar-lo, únicament seria necessari fer un seguiment del pacient, així com proves periòdiques i tractar només quan hi hagi símptomes. Aquesta decisió es coneix com a vigilància activa, i implica no tractar el pacient, sinó fer un seguiment estricte i iniciar un tractament actiu quan es compleixin uns criteris de progressió prèviament establerts per la comunitat científica.

Aquesta opció terapèutica ha de respondre a un programa que ha d'incloure una selecció dels malalts i un seguiment estricte, ja que és la base racional de la vigilància activa de les persones grans, portadores de tumors amb un volum petit i de baixa malignitat.

En els mitjans de comunicació, s'acostuma a dir d'aquesta proposta terapèutica que els malalts moriran amb el càncer de pròstata, però no pel càncer de pròstata.

No obstant això, també hi ha algunes preguntes:

- Quina és la realitat assistencial d'aquesta proposta?
- Quin és el seu grau d'acceptació?
- Què en pensen els malalts quan coneixen aquesta decisió?

La idiosincràsia de la civilitat dels pobles del nord d'Europa (Suècia, Finlàndia i Dinamarca, concretament) no és la mateixa que la d'alguns països del sud, principalment, la ribera mediterrània. En relació amb aquestes diferències, la proposta de vigilància activa per part dels professionals dels països nòrdics quan la comuniquen als pacients, aquests l'accepten i assumeixen bé.

Vivència assistencial

Algunes de les raons que comenten els pacients són les següents:

«Això que vostè em proposa és no fer res, mentre jo segueixo amb el càncer al meu cos?

Únicament anirem observant com evoluciona, però no prendré cap medicina i ni em faran cap intervenció per curar-lo?

És això el que em proposa?

Jo no podré viure amb aquesta preocupació constant; no podré suportar l'angoixa de saber que tinc una bomba dins el meu cos i no faig res per controlar-la. Em crearà un neguit constant saber que en qualsevol moment això es pot despertar i s'escamparà per tot el meu cos. Perdoni, però m'ho he de pensar uns dies, però ja li puc avançar que no ho veig clar el que em diu, i els arguments que molt probablement no em moriré del càncer de pròstata jo no n'estic tan segur; un tumor és un tumor i o es treu amb cirurgia, o es tracta i es cura o bé mata, i això ho veiem cada dia. Ja tinc una gran angunia de saber que tinc un càncer com per estar quiet i no fer-ne res».

En canvi, els pacients del sud d'Europa, com Espanya o Itàlia, no tant França, pocs l'accepten.

Aquesta realitat porta a la paradoxa que el nombre de pacients que accepten aquest enfocament és menor actualment que fa deu anys, tot i que hi ha molta més informació. Per tant, els malalts i els metges sobreestimem la gravetat dels tumors de baix risc, així com la desconfiança que hi ha en l'exactitud de l'estadiatge del tumor (si està localitzat o no).

La vigilància activa té una relació directa amb el concepte de qualitat de vida aplicada als malalts amb patologies greus:

- *Avantatges:* evita la morbiditat que ocasiona la terapèutica immediata (tota terapèutica té inconvenients); minimitza els sobretractament del tumor poc agressiu; mínima afectació de la qualitat de vida en relació amb la pertorbació de la rutina habitual del malalt.

- *Desavantatges:* actualment no hi ha criteris clars que indiquin una superioritat absoluta si s'opta per una intervenció terapèutica diferida (referència al càncer de pròstata); inexactitud i incertesa del sistema d'estadificació i dels intervals de progressió; proves invasives (biòpsies), i altres proves de laboratori i d'imatge repetides; els tractaments de «rescat» acostumen a ésser més agressius i tenen una major morbiditat; l'ansietat originada per saber-se portador d'un tumor no tractat.

El concepte de qualitat de vida té una importància significativa en la medicina actual, tot i que Aristòtil ja feia referències a la qualitat de vida, o la «bona vida». No obstant això, aquest concepte va agafar força durant la dècada dels anys noranta. Els avenços científics del món modern i els problemes que presenta la humanitat actualment fan indefugible concentrar esforços per a l'estudi de la qualitat de les condicions de vida de la gent i de l'estil de vida de les persones com un factor prioritari per entendre i protegir la salut i la felicitat de l'ésser humà. Aquesta valoració s'ha de fer amb criteris tècnics, ètics, de la cultura pròpia de cada comunitat (sentit social) i, evidentment, del propi individu (sentit personal). En aquest sentit ho ha entès l'OMS, que en fa divulgació a través de les seves institucions especialitzades: OPS, PNUD.

El sistema mèdic espanyol exclou la realitat que en la major part de les malalties l'estat de salut està profundament influenciat per l'estat anímic del malalt, pels mecanismes d'enfrontament amb les diverses situacions personals i pel suport social. L'aplicabilitat del concepte de qualitat de vida en salut i malaltia en un sistema sanitari públic com l'espanyol implica que el sistema social ha de crear condicions perquè la vida personal, familiar, laboral i social estigui ben regulada, protegida i percebi benestar. El concepte de qualitat de vida és una categoria que pot arribar a dessecar-se fins a nivells de particularitat, fins arribar a l'expressió individual. Això és possible perquè la qualitat de vida no es mesura, sinó que es valora i s'estima a partir de l'activitat humana, d'una percepció individual prèviament educada. Per aquesta raó, cada individu, cada comunitat ha de valorar i decidir què entén per qualitat de vida, sempre que òbviament no es violi la llei, els interessos de la majoria ni la moral vigent acceptada del lloc.

Els estudis sobre la qualitat de vida permeten abordar la causalitat de la salut i de la malaltia en estudiar la qualitat de les condicions del viure en què transcorre diàriament. Per tant, coadjuven a intervenir sobre els riscs i el grau de vulnerabilitat vers les malalties, a partir de criteris tècnics, culturals i del grau d'equilibri de la personalitat de cada individu. Les investigacions sobre la qualitat de vida fan possible conèixer els efectes de la malaltia durant tota la seva evolució, la imatge social i individual que es té de la malaltia i els seus tractaments, els efectes del tractament en l'estat d'ànim i les expectatives del malalt, els efectes de l'ingrés hospitalari, les relacions metge-malalt, les característiques del suport familiar, de l'anàlisi dels projectes de vida i les formes en què es percep tota aquesta situació complexa. L'aparició i el desenvolupament del concepte de qualitat de vida en relació amb la malaltia, la salut i el benestar és una mostra ben clara de la integració i el progrés de les ciències biomèdiques i les humanitats, que s'han d'aprofundir teòricament i metodològica, en conceptes i terminologia, en la construcció d'instruments de mesura i la recerca de l'aplicabilitat i eficàcia en el dia a dia assistencial.

Aquesta nova categoria que la medicina actual va incorporant de manera decidida en la gestió, suposa una gran novetat: tenir en compte la percepció del malalt com una necessitat en l'avaluació dels resultats de salut i, per tant, obliga a crear els instruments de mesura pertinents; malgrat que en termes conceptuals la qualitat de vida no es mesura, sinó que es percep fent referència al propi malalt, a l'hora d'introduir-la en el fet assistencial sí que s'haurà de crear instruments per mesurar-la i poder fer-ne comparacions per prendre les millors decisions. Per exemple, aplicar indiscriminadament noves tecnologies, la capacitat de perllongar la vida a qualsevol preu... Aquest seria el dilema de la decisió, en què la quantitat és contrària a la qualitat de vida, així com a la distribució dels recursos econòmics relacionats amb la salut. Davant aquests paradigmes, els instruments de mesura de la qualitat de vida faciliten la presa de decisions. Cal conèixer, per tant, l'opinió dels malalts.

Tradicionalment, es consideraven vàlides només les observacions del metge (dades objectives); posteriorment, les dades provinents del malalt (dades subjectives) varen anar adquirint una importància notòria. En aquests moments s'ha fet un pas més, ja que es va deixant de banda el debat objectiu contra el subjectiu, apareix un enfocament nou, anomenat «informacional», que intenta resoldre aquesta qüestió.

La nova filosofia equipara en importància l'observació de la malaltia feta pel clínic, a la percepció per part del malalt de la malaltia i amb la percepció del que suposa de trastorn per part de l'entorn (familiar, social i laboral).

Per poder avaluar aquests aspectes, tasca difícil, es van creant qüestionaris que es validen en cada ambient, els qual incideixen a conèixer:

- La felicitat com a estat psicològic personal.
- Els indicadors de mesura de benestar social.
- Perfils de salut o perfils d'impacte de la malaltia.

Una característica que han de tenir aquests qüestionaris, i en això hi ha un consens quasi unànime, és que han de reflectir la percepció que en tenen les persones en la matèria, inclosos els malalts.

La introducció d'aquest concepte ha deixat un fet clar: actualment se sap que la qualitat de vida és una noció eminentment humana que es relaciona amb el grau de satisfacció que té una persona, amb la seva situació física, el seu estat emocional, la vida familiar, amorosa, social, laboral, les expectatives, els estàndards, les preocupacions, així com el sentit que li dóna a la seva pròpia vida.

Bibliografia consultada

Antienvejecimiento, longevidad, salud y felicidad, M.D. Muntané, Ed. Anthropos, 2008.

Aprendiendo a vivir. La enfermedad: descubrir las posibilidades que hay en mí, Tomás Castillo Arenal, Ed. CEAC, 2009.

Cáncer: biografía de una supervivencia, Albert J. Jovell, Ed. Planeta, 2008.

Compendi de la pesta y de la precaució y curació d'aquella. Francesc Terrades, Impremta Gabriel Guasp, Mallorca, 1590.

Comunicación eficaz. Teoría y práctica de la comunicación humana, Guillermo Ballenato Prieto, Ed. Pirámide, 2006.

Crónicas del linfoma, José Comas, Ed. Rey Lear, 9-21, 2009.

Cuidando al profesional de la salud. Habilidades emocionales y de comunicación, José Luis Bimbela Pedrola, Ed. Escuela Andaluza de Salud Pública, Serie Monografías EASP, núm. 44, 2007.

Del miedo a la sumisión. Medicina y Santo Oficio en Mallorca, José Tomás Montserrat, Ed. Lleonard Muntaner, 2009.

Diari de Balears Digital, 23 de setembre de 2009.

Diario Médico, Beatriz Ibaburu, abril de 2009.

Educación Médica, vol. 11, suplemento 1, 2008.

Educación Médica, vol. 12, núm. 2, 21 de setembre de 2009.

El País, 24 d'octubre de 2008

El Periódico, «Cartes al Director», Rotació de Metges, Pedro Luis Pineda Lobelle (Llorenç del Penedès), 1 de juny de 2010.

El Periódico, «Coses de la vida», 15 de setembre de 2008.

El segundo sexo, Simone de Beavoir, Ed. Cátedra, 2005.

Enseñar a ser médico, A. Marañón Cabello, Educación Médica 11 (57-59), 2008.

Epstein RM. Assesment in medical education, N. Engl., J. Med., 356: 387-396 (2007).

Estudi de necessitats dels professionals de la medicina relacionades amb el moment de la jubilació, Fundació Galatea, 2005.

Filosofía. Interrogaciones que a todos nos conciernen, Víctor Gómez Pin, Ed. Espasa Calpe (Gran Austral), 2008.

Gaceta Médica, 20-26, abril de 2009.

La crisis de la medicina liberal, Henri Hatzenfeld, Ed. Ariel, 1965.

La fuerza del optimismo, Luis Rojas Marcos, Ed. Aguilar, 2005.

La relación médico-enfermo, Pedro Laín Entralgo, Historia y Teoría, Ed. Revista de Occidente, 1964.

La utilidad del sufrimiento. Claves para aprender a vivir de manera positiva, M.ª Jesús Álava Reyes, Ed. La esfera de los libros, 2004.

Noticias Médicas, juny de 2009.

Sensitiv Spiele. Wie man neuartige Kontakte knüpft und überraschungen Erfahrungen macht, Mosaik Verlag GmBH, Munich, 1976.

Viure amb càncer. Un homenatge, Francesc Casas, Ed. Viena, 2000.

Vocabulari de termes mèdics i tècnics

adenopaties: augment del volum d'un gangli limfoide (tumoral o inflamatori).

AEU: Asociación Española de Urología.

al·lucinacions: visió de coses i escenes irreals en pacients afectat d'alteracions psiquiàtriques.

alcohòlics anònims: grup d'autoajuda format per alcohòlics i ex alcohòlics que voluntàriament es vulguin rehabilitar.

alfabloquejants: medicació per al tractament de l'obstrucció prostàtica benigna.

algoritmes: sistemes de conduir un procés mèdic, ja sigui diagnòstic o de decisió terapèutica.

alteració morbosa: arcaisme que significa qualsevol procés patològic.

alteracions afectives: modificació dels sentiments cap a una altra persona, objecte o animal.

alteracions anàtomofuncionals: mal funcionament d'òrgans i alteració de la seva estructura macro o microscòpica en situacions de malaltia.

analgèsics: calmants del dolor.

antropològic: relatiu a l'ésser humà.

auscultació: tècnica exploratòria que consisteix a escoltar els sorolls que fan determinats òrgans en funcionar (cor, intestins, pulmons).

auto observació: tècnica que consisteix en què el propi pacient es va observant el cos seguint unes orientacions mèdiques, per detectar precoçment alteracions significatives.

berrugues: tumoracions cutànies, petites, filiformes i rugoses, generalment benignes.

biòpsia: extirpació d'un tros de teixit per analitzar-lo.

burden: acepció anglesa referida a com percep la malaltia l'entorn més immediat del malalt.

cel·la renal: compartiment anatòmic que conté el ronyó, suprarenal i grassa envoltant.

cèl·lules mare: cèl·lules precursores de tots els teixits i òrgans humans.

cirurgia radical: tècnica que comporta extirpar totalment un òrgan.

CisPlatí: medicament que s'utilitza en oncologia mèdica, molt actiu en un nombre important de tumors i amb escassa morbiditat.

cistoprostatectomia radical: operació quirúrgica que consisteix a extirpar totalment la bufeta urinària, la pròstata i les vesícules seminals.

consell genètic: orientacions que es donen a les famílies en què es detecta una alteració genètica constitutiva de provocar alteracions severes en el futur.

corporacions sanitàries privades: entitats d'assegurança mèdica privada.

corpus científic: conjunt de tots els coneixements sobre un determinat tema.

cures pal·liatives: sales on s'ingressen els pacients terminals per proporcionar-los la millor qualitat de vida fins a l'exitus («mort» en termes mèdics).

deontològics: ètics.

dermatitis: inflamació o infecció de zones de la pell.

descongestius prostàtics: medicaments generalment extracte d'herbes medicinals, que s'utilitzen de manera complementària en l'obstrucció prostàtica benigna.

dianes terapèutiques moleculars: medicaments que interfereixen en els processos de la carcinogènesi, modificant la història natural dels tumors.

disease: accepció anglesa equivalent a malaltia, segons el metge.

electròlisi: conjunt de fenòmens que esdevenen en una solució electrolítica quan hi passa un corrent elèctric de manera continuada.

Escherichia Coli: bacteri que colonitza tot el tub intestinal gruixut, la més freqüent, i que també és el responsable de la major part de les infeccions urinàries, especialment en la dona esquizofrènica.

exploració endoscòpica: tècnica que permet visualitzar directament l'interior d'òrgans (intestins, bufeta urinària, estómac).

exploracions funcionals: tècniques que permeten comprovar el funcionament dels òrgans i els sistemes.

exploracions per a la imatge: tècnica que permet visualitzar l'estructura dels òrgans i els sistemes interns.

fecundació *in vitro:* tècnica que permet penetrar artificialment un espermatozou dins un òvul.

fèrules i traccions: sistemes de combinació d'elements metàl·lics i peses que permeten mantenir amb normalitat l'estructura dels ossos i les articulacions.

Fisiopatologia: conjunt de reaccions bioquímiques alterades que permeten entendre el mal funcionament d'un òrgan.

gestor/a de casos: persona que té una missió important dins un grup multidisciplinari que s'encarrega de coordinar les ordres i directrius que rep el malalt (exploracions, visites, interconsultes).

grups d'ajuda: grups de malalts o exmalalts que entre ells s'intercanvien experiències per millorar el dia a dia de la pròpia malaltia.

guies clíniques: normes, consensuades en la majoria dels casos i que contenen orientacions de com aconseguir i seguir un diagnòstic determinat.

hematúria: orinar sang barrejada amb orina.

història clínica: document de gran importància, que recull tots els símptomes que té el malalt, així com els resultats de les exploracions practicades, i on figura l'orientació diagnòstica i el seguiment de les visites.

HIV: sigles en anglès del virus de la sida.

hormonoteràpia: tractament a base d'hormones o de supressió de les mateixes.

Iasp: acrònim de les sigles en anglès de l'Associació Internacional per a l'Estudi del Dolor (International Association for the Studi of Pain).

ICE: Institut de Ciències de l'Educació.

ictus: malaltia vascular cerebral aguda que té unes conseqüències greus.

idees delirants: tenir idees incoherents i confuses.

idees obsessives: tenir idees persistents i reiteratives independentment de la voluntat.

ileostomia cutània: abocament a la pell abdominal d'un segment de budell prim aïllat, al qual aboquen els urèters.

illness: en anglès, la vivència per part del malalt de la pròpia malaltia.

Inesme: Instituto de Estudios Mèdico Científicos.

infart: obstrucció vascular aguda de les artèries coronàries que comporta una lesió del teixit cardíac.

inspecció: observació atenta.

investigació translacional: investigació que està dissenyada i pensada per a l'aplicació pràctica a curt termini.

lancinant: que travessa com una llança.

ludopaties: adició a jocs (cartes, casino, màquines...).

malalties de transmissió sexual: conjunt de malalties que es transmeten durant l'acte sexual entre individus prèviament contaminats.

malalties neoplàsiques: tumorals.

malignització: procés de transformació d'una cel·lula normal en maligna.

marcador molecular: substància que indica la localització d'un determinat punt de l'estructura genètica.

mastectomia: extirpació total o parcial de la mama.

medicina molecular: concepte que significa emprar medicaments molt selectius per un tipus de malaltia que es coneix amb detall la carcinogènesi.

melanoma: tumor maligne de la pell.

metàstasi: sembra o implantació a distància de cèl·lules del tumor primari.

miasmàtiques: efluvis que abans de l'era científica de la microbiologia eren considerats els responsables de les infeccions i les epidèmies.

mutilació terapèutica: representa l'extirpació d'una part del cos, ben visible, com a exigència terapèutica.

mútues d'assegurança lliure: entitats d'assegurança mèdica voluntària privada.

OMS: Organització Mundial de la Salut.

ONG: organització no governamental.

operació de Bricker: tècnica quirúrgica que consisteix a abocar un segment de budell prim aïllat a la pell abdominal a la qual prèviament s'hi ha abocat els urèters, generalment després d'una cistectomia.

opioïdes: substàncies alcaloides derivades de l'opi.

OPS: Organización Panamericana de Salud.

ostomia: orifici extern creat quirúrgicament al qual s'aboca un òrgan intern.

palpació: contacte físic del metge amb les mans per descobrir irregularitats que l'orientin en el procés diagnòstic.

paràlisi cerebral: incapacitat de moviments voluntaris del cos per un no funcionament cerebral de la voluntat sobre el sistema nerviós perifèric.

percussió: mètode d'exploració física que consisteix a provocar sons donant cops amb la mà o amb els dits a determinades regions del cos humà per conèixer l'estat dels òrgans o teixits interns.

perfil genètic: identitat genètica d'un ésser viu (animal o planta).

personalitats duals: trastorn del comportament consistent en episodis de depressió alternats amb episodis d'exaltació.

placebo: fals medicament preparat amb el mateix aspecte que un medicament determinat, però que només conté productes inerts.

PNUD: Programa de les Nacions Unides per al Desenvolupament.

poliposi familiar: alteració intestinal tumoral hereditària.

politraumatitzat: ruptures múltiples òssies i de parts toves.

primum non nocere: sentència llatina molt coneguda, la qual significa que el primer objectiu d'un metge o d'un medicament és que no causi mal.

procés infecciós: qualsevol brot infecciós.

protocol-assaig: conjunt de proves i estudis per avaluar els resultats d'un medicament.

PSA: sigles en anglès de l'antigen próstato específic.

psicologia conductista: corrent terapèutic en psicologia que consisteix a intentar curar modificant els hàbits conductuals del malalt.

psoriasis: malaltia cutània del col·lagen que consisteix a presentar moltes crostes i esqüames en diverses zones de la pell, de manera aleatòria.

qualitat de vida: terme que s'utilitza per valorar els resultats d'un determinat tractament en relació amb la vivència per part del malalt de la seva pròpia malaltia.

reparació de teixits: tècnica terapèutica que consisteix a intentar reparar de manera natural els teixits danyats per una malaltia.

retinoblastoma: tumor maligne de l'ull.

retroalimentació: reaccions bioquímiques que s'autoregulen.

senyals de transducció genètica: tècnica de laboratori que s'utilitza per identificar segments o reaccions del genoma.

shock **psicològic:** afectació molt important i aguda de la psicologia d'una persona per un fet greu i imprevist.

signes i símptomes clínics: conjunt d'alteracions que configuren una malaltia.

somàtic: relatiu al cos, orgànic.

supressió androgènica: eliminació, independentment de la tècnica emprada, de les hormones masculines.

teràpia gènica: terapèutica moderna en fase experimental que consisteix a intentar normalitzar l'estructura genètica alterada mitjançant inoculació de vectors virals.

treball de manera multidisciplinària: sistema d'organització assistencial format per un conjunt de diferents especialistes en un tema concret.

ubi pus ibi evacua: sentència llatina que significa que una acumulació de pus (abscés) s'ha de drenar.

unitat del dolor: organització assistencial que atén qualsevol tipus de dolor amb mètodes adequats a cada malalt.

vigilància activa: tècnica terapèutica que consisteix a no donar cap tractament al malalt, ja que se'l controla mitjançant anàlisi, proves funcionals i proves d'imatge periòdicament i seguida, les variacions de les quals indicaran quan s'ha de fer el tractament.

wait and see: actitud terapèutica semblant a la vigilància activa, que significa esperar i veure.

PART II

BIEL FORTUNY

La relació metge-malalt en el segle XXI. Visió des del *management*

1   L'entorn sanitari en transició

Espanya té un sistema sanitari públic d'accés universal i finançament públic, el qual n'és considerat un dels millors pel que fa a la integració, cohesió, equitat i qualitat, amb un cost mínim i amb molt bons professionals, tot i que no és tan bo en el moment de satisfer les expectatives dels pacients i dels seus familiars.

En relació amb la salut, Espanya té una situació positiva, ja que l'esperança de vida dels espanyols és la més alta d'Europa, a més, els resultats clínics estan al nivell dels països més avançats.

Des dels anys noranta hi ha hagut canvis socials, culturals, econòmics i tecnològics importants, així com en la manera de viure, que han afectat àmbits molt diversos, com el sanitari. El paper més actiu que actualment assumeixen els ciutadans no és, per tant, fruit de la casualitat, sinó dels canvis esdevinguts en les societats occidentals desenvolupades. Al mateix temps que les societats s'han transformat, s'han obert nous canals de participació per a la ciutadania i, tal com era de preveure, s'han despertat inquietuds i expectatives noves. El conjunt de canvis que es produeixen en l'entorn de la sanitat poden englobar-se dins del concepte de l'anomenada «transició sanitària». Aquest concepte defineix el conjunt de fenòmens que afecten els sistemes sanitaris i que apareixen amb major o menor grau d'implicació associats als canvis generals en el sistema social.

El metge i sociòleg Albert J. Jovell,[1] director general de la Fundació Josep Laporte i del Foro Español de Pacientes, determina que hi ha nou transicions: demogràfica, epidemiològica, tecnològica, econòmica, educativa, laboral, mediàtica judicial, política i ètica.

- En la *transició demogràfica* augmenten les necessitats sanitàries associades a la longevitat, poden limitar-se els recursos econòmics disponibles, com a conseqüència de l'associació entre longevitat i disminució dels naixements, i es produeix més demanda de la competència cultural per atendre de manera respectuosa les necessitats generades per la diversitat ètnica. De la mateixa manera, es produeix una feminització creixent de la professió mèdica, amb la qual cosa es modifica l'assignació tradicional de rols professionals sanitaris associats al gènere.

- En la *transició educativa,* que ha suposat l'aparició d'un nou model de pacient, l'afectat està més informat i participa de manera més activa en la presa de decisions que afecten la seva salut o la dels seus familiars. Aquest pas dels pacients, des d'un rol passiu a un de més actiu, determina la transició del model de relació metge-pacient paternalista a un model més deliberatiu, en el qual el pacient discuteix amb el seu metge sobre la idoneïtat de les diferents proves diagnòstiques i dels tractaments.

- En la *transició epidemiològica* s'ha substituït el model agut d'emmalaltir per un de malaltia crònica. El pacient que té malalties cròniques acumula més coneixement i experiència pròpia com a malalt. Aquest fet li proporciona més capacitació per participar en el control de la seva malaltia, avaluar l'assistència sanitària rebuda i prendre decisions adients amb relació a les diferents

---

[1] Els professionals que apareixen mencionats al llarg d'aquest text es troben referenciats a la bibliografia d'aquesta «Part II. La relació metge-malalt en el segle XXI. Visió des del *management*».

estratègies diagnòstiques i terapèutiques que li pot plantejar el seu metge. Això suposa tenir més coneixement sobre la importància de l'autocura i la necessitat d'adoptar comportaments sanitaris responsables.

- La *transició tecnològica* ha suposat que la ciutadania disposi de més informació sanitària mitjançant Internet. El salt tecnològic s'ha produït de manera molt ràpida, com a conseqüència, en molt pocs anys, s'ha passat del fet que la informació estigués restringida als professionals a la disponibilitat universal de molta més informació per a tota la ciutadania. Aquest salt tecnològic s'ha produït en absència de normes sobre quins criteris de qualitat ha de seguir la informació disponible per als pacients, i ha superat la capacitat dels professionals de la salut i dels malalts per assimilar el fenomen. Això suposarà la introducció de mecanismes d'avaluació que permetin adequar les innovacions produïdes pels avenços científics als valors d'eficiència, qualitat i equitat propis dels sistemes sanitaris.

- En la *transició econòmica,* les seves conseqüències econòmiques han de respondre a aquests valors i no conduir a un model de gestió orientat a la contenció de costos, la denominada «medicina basada en el pressupost», o a la simple producció de beneficis econòmics corporatius.

- La *transició judicial* hauria d'evitar l'adopció de la denominada medicina defensiva amb la finalitat equivocada de reduir el risc de demandes judicials.

- La *transició mediàtica* ha suposat més presència de les notícies sobre salut i sanitat en els mitjans de comunicació de masses, la conversió d'aquests mitjans en agents d'informació sanitària i la generació de corrents específiques d'opinió pública. Els mitjans de comunicació contribueixen a crear estats d'opinió i a condicionar actituds en els usuaris de la sanitat, de manera que poden influir molt directament en els continguts de l'agenda política sanitària. Un exemple d'aquesta situació el constitueix la decisió del National Institute of Clinic Excellence (NICE) britànic d'autoritzar al National Health Service el finançament públic de l'interferó beta en el tractament de l'esclerosi múltiple, malgrat la seva relació cost-efectivitat. Aquest canvi de decisió va ser motivat per la pressió de les associacions de pacients.

- La *transició política* hauria de suposar més democratització dels serveis de salut, així com la transformació d'un model paternalista de la relació govern i ciutadania en un altre de més participatiu. Aquesta transició pot condicionar una organització de la sanitat que respongui més a demandes i a pressions socials que no pas a necessitats reals de la població que la finança.

- Finalment, el conjunt de canvis en l'entorn sanitari i en les expectatives de la societat, promoguts per les transicions esmentades, determinaran una *transició ètica*. Aquesta transició estarà caracteritzada per la multiplicitat de valors que acompanyen l'exercici de la professió de metge, tant en la seva relació amb les corporacions sanitàries i els seus dirigents, com amb els pacients i la societat.

D'aquesta manera, els canvis associats a les transicions esmentades determinen un nou model de professional de la medicina, que s'hauria de definir mitjançant un contracte social específic entre professió mèdica i societat. Aquest nou model de professional ha d'assumir diferents rols, amb la finalitat de respondre millor al canvi social emergent.

2 Evolució històrica de la relació metge-pacient

Tradicionalment, els professionals han considerat la relació metge-pacient com un pilar essencial de l'exercici mèdic. D'altra banda, es reclama per part dels pacients com un dret del qual, davant de l'imparable avenç de la «tecnificació» de l'assistència mèdica, veuen perillar la seva existència. Uns i altres fan un ús extens del terme, a vegades amb significats una mica contraposats. En aquest capítol, es denomina relació metge-pacient a la manera com interaccionen el professional i el pacient o la seva família, i al tracte que s'ofereixen les dues parts. Aquesta interacció és, bàsicament, un procés de comunicació, d'intercanvi entre persones; per a cada pacient, per a cada professional, pot representar significats diferents, atès que la relació es veu especialment influïda per la percepció i l'experiència de cada individu. Cal tenir present que la relació metge-pacient en el context clínic té com a finalitat ajudar, aconseguir una relació terapèutica i alleujar el pacient, és a dir, té una funció central per a l'exercici de la medicina.

En un estudi de l'any 2004, dut a terme en una àrea d'atenció primària a Espanya, I. Barca, especialista en Medicina Familiar i Comunitària, i col·laboradors seus van posar de manifest que, tot i que els metges informaven els pacients en més d'un 88 % dels casos sobre el tractament que havien de seguir, només un 9,35 % dels pacients va ser informat de les possibles complicacions o de les precaucions que calia tenir amb aquest tractament. A més a més, un 69 % dels pacients no van participar en la presa de decisions sobre el tractament i un 75 % no va prendre part en la decisió sobre les proves complementàries que s'havien de fer. Sembla lògic pensar que encara existeixen certes barreres i que no tots els pacients saben què, com i quan preguntar, tot i que sí que sembla que volen saber. En un altre estudi consultat s'aprecia que els metges residents de medicina familiar i comunitària perden el seu interès pels aspectes personals i contextuals del pacient durant l'últim any de residència, alhora que empitjoren la seva capacitat per negociar.

Roger Ruiz Moral, especialista en Medicina Familiar i Comunitària, identifica quatre tipus bàsics de relació entre metges i pacients (vegeu la figura 1), segons el grau de control que exerceix cadascun dels actors sobre la interacció. Quan el metge domina la relació, prenent les decisions que creu més convenients per al pacient, es fa referència a una relació «paternalista». La tasca del pacient consisteix a cooperar amb els

		Control exercit pel *pacient*	
		Alt	Baix
Control exercit pel *metge*	**Alt**	Deliberatiu	Paternalista
	Baix	Consumista	Absent

Figura 1. Tipus de relació metge-pacient segons el control exercit.

consells del metge, és a dir, fer el que se li mana («complir les ordres mèdiques»). Aquesta és la manera tradicional de relació metge-pacient i encara és molt comuna en l'entorn actual. Funciona millor amb els pacients amb menys educació i que accepten de bon grat l'autoritat. En canvi, els pacients més joves, amb més nivell educatiu i més escèptics, solen ésser més assertius i exigents, exerceixen més control que el metge i fan la impressió que «consumeixen» serveis sanitaris quan estan davant del professional (model «consumista» de relació). Mentre les peticions d'aquests pacients són considerades raonables per part dels metges, la relació funciona perfectament, malgrat que al metge sempre li quedi el dubte de si el pacient realment confia en ell o simplement és utilitzat.

En el model que ressalta la coparticipació («deliberatiu»), el control i el poder en la relació estan equilibrats entre metges i pacients, ja que es tracta d'una «trobada entre experts» en la qual cadascú s'esforça a aportar i responsabilitzar-se en la mesura de les seves possibilitats. Aquest és el model que més s'invoca quan es tracta d'aconseguir unes relacions madures amb els pacients. Per últim, en alguns casos, ni els pacients ni els metges exerceixen un control suficient, per la qual cosa la relació es considera «absent», i els pacients poden arribar a abandonar els tractaments pensant que no se'ls ha fet el cas que hauria estat necessari o que el metge és incompetent o insensible.

Des de fa uns anys està canviant sensiblement la manera d'entendre i practicar l'atenció mèdica. Un model tradicional, centrat en el professional, en el qual prevalien l'experiència i els coneixements i les habilitats tècniques, s'ha anat transformant en un model centrat en l'ús adequat dels recursos. L'evidència disponible i l'ús eficient dels recursos són els eixos de l'activitat clínica, juntament amb l'aparició d'un nou model de pacient i l'establiment d'una *atenció sanitària centrada en els pacients* (vegeu la taula 1). Una autèntica atenció centrada en el pacient és conèixer realment les seves necessitats i desitjos, amb una aproximació sense prejudicis als pacients i als seus cuidadors, i intentar entendre com veuen, en realitat, les coses.

— Evitar demores en el diagnòstic i en el tractament de la malaltia.
— Entrenar els metges i els professionals de la salut en habilitats de comunicació i en humanitats.
— Establir models de contractes terapèutics entre professionals i pacients, en els quals es designi un professional com a tutor o responsable del malalt.
— Promoure un model d'atenció integral que inclogui el suport psicològic des de l'inici del procés de la malaltia.
— Integrar el pacient i els familiars en l'organització de l'assistència sanitària.
— Afavorir una millor coordinació entre serveis i nivells assistencials.
— Promoure la solidaritat social amb els malalts, evitant la discriminació laboral i desmitificant la sensació de tragèdia associada a la malaltia.
— Establir serveis multidisciplinaris de suport de vint-i-quatre hores per a situacions de crisi i urgències.
— Integrar els principis de la Declaració de Barcelona en l'assistència sanitària.
— Escollir representants dels pacients com a membres dels governs corporatius de les institucions sanitàries.

Taula 1. Bases d'una atenció centrada en el pacient.

Però s'ha de reconèixer que, per al metge, centrar-se en cadascun dels pacients de manera efectiva és una empresa difícil, atès que hi ha una gran diversitat de variables que depenen del pacient, del problema que presenta, de les circumstàncies en les quals es presenta, dels propis professionals, de la relació amb el pacient i d'altres. En primer lloc, hi ha evidències que mostren que és difícil adaptar-se a determinats tipus de pacients; generalment als que, en certa mesura, són «diferents» dels professionals: els que posseeixen un nivell cultural i socioeconòmic diferent del metge, com ara els immigrants o els pertanyents a minories, els adolescents i la gent gran. També hi ha dificultats quan els pacients presenten determinats problemes de salut. Normalment són aquells per als quals el professional no està especialment preparat, familiaritzat i interessat, i solen ser els que no tenen solucions biomèdiques fàcils, o els que representen una espècie de tabú social o personal (en els quals la pròpia història familiar i personal del metge representa una barrera per tractar-los i solucionar-los, la qual cosa, a més, no sol ser quelcom que puguin reconèixer conscientment amb facilitat): l'alcoholisme, la violència domèstica, les somatitzacions, el VIH o la sida, entre d'altres. Finalment, hi ha aspectes personals que representen barreres per aconseguir donar el millor a cadascun dels pacients: les limitacions físiques (no es tracta generalment igual el pacient de les nou del matí que el de la una del migdia), cognoscitives (és difícil mantenir-se al dia en tot el que ens presenten els pacients) o emotives (sovint és molt difícil evitar i superar completament els sentiments negatius que apareixen davant d'alguns pacients).

Per aconseguir comprendre el pacient cal conèixer les seves expectatives, tant clíniques com relacionals i de confort. En aquest sentit, cal destacar que l'any 1993 Josep Santacreu va crear l'únic «hotel de pacients» que hi ha a Espanya, concretament en el complex hospitalari Juan Canalejo-Marítimo de Oza de la Corunya, el qual es va crear amb l'objectiu de facilitar l'allotjament hoteler a aquells usuaris que ho requereixen per al seu diagnòstic o tractament. En la seva tesi doctoral, Santacreu demostra un grau més gran de satisfacció per part dels pacients i d'eficiència clínica dels professionals, en comparació amb l'hospitalització tradicional.

3 El pacient del segle XXI

Hi ha diversos drets formalment reconeguts als pacients, que es relacionen directament amb la informació necessària per tal que puguin participar en les decisions relatives a la seva salut, que en els últims anys han rebut un recolzament normatiu exprés. Es pot xifrar l'inici d'aquesta legalització en la pionera llei catalana 21/2000 sobre els «drets d'informació relatius a la salut i l'autonomia del pacient, i la documentació clínica». Des de la Declaració de Barcelona (2003), els fòrums i associacions de pacients impulsen la incorporació de la veu del pacient en l'acte mèdic, és a dir, per una banda, que metges i pacients treballin conjuntament i, per l'altra, que els pacients s'involucrin més a fons en la presa de decisions. Els diferents estudis realitzats en l'àmbit de la Fundació Biblioteca Josep Laporte i el Foro Español de Pacientes, així com l'anàlisi dels diferents baròmetres sanitaris duts a terme pel Centre d'Investigacions Sociològiques, permeten observar que els pacients estan assumint nous rols en la seva relació amb els professionals de la salut i amb els serveis sanitaris que utilitzen.

Aquesta major implicació dels pacients i dels seus familiars en l'atenció de la seva salut condiciona tant la definició del que constitueix una necessitat mèdica com la demanda dels serveis de salut. Algunes d'aquestes demandes apareixen recollides en la Declaració de Barcelona de les associacions de pacients de l'any 2003 (vegeu la taula 2) i en l'Agenda Política i Social del Foro Español de Pacientes «251.000 raons per ser escoltats» (www.webpacientes.org), així com des de la Universitat dels Pacients (www.universitatpacients.org), que té com a missió formar pacients, familiars, voluntaris i ciutadans en temes relacionats amb la salut i els serveis sanitaris.

Diversos autors han descrit diferents tipus de pacients. Així, Albert J. Jovell tracta el concepte de «pacient informat/actiu». És a dir, un

1. Informació de qualitat contrastada i que respecta la pluralitat de les fonts.
2. Decisions centrades en el pacient.
3. Respecte als valors i a l'autonomia del pacient informat.
4. Relació metge-pacient basada en el respecte i la confiança mútua.
5. Formació i entrenament específic en habilitats de comunicació per a professionals.
6. Participació dels pacients per determinar les prioritats en l'assistència sanitària.
7. Democratització formal de les decisions sanitàries.
8. Reconeixement de les organitzacions de pacients com a agents de la política sanitària.
9. Millora del coneixement que tenen els pacients sobre els seus drets bàsics.
10. Garantia del compliment dels drets bàsics dels pacients.

Taula 2. Decàleg dels pacients
(Declaració de Barcelona de les associacions de pacients).

pacient que es preocupa per la seva salut i es fa responsable d'obtenir la millor assistència sanitària possible i de controlar l'evolució de la seva malaltia. A vegades, aquest rol l'assumeix un familiar directe del pacient. El concepte de pacient actiu està vinculat a l'*empowerment* dels pacients. Aquest terme defineix els pacients que tenen el coneixement i les habilitats necessàries per fer-se responsables de la seva salut, establir un model deliberatiu de relació amb els professionals que els atenen i, per tant, defineixen objectius terapèutics i adopten, de manera compartida amb els seus metges, les decisions que els permeten assumir aquests objectius. És un pacient més conscient del seu problema de salut, més compromès amb la millora de la seva salut i de l'assistència que rep, que presenta un grau més elevat de compliment terapèutic. De la mateixa manera, és un pacient més col·laborador amb els seus metges i que gestiona de manera més efectiva i eficient el tractament clínic de la seva malaltia. A més, un pacient actiu és un *pacient expert,* que pot ajudar altres pacients a exercir millor els seus drets i pot contribuir a la millora de la qualitat dels serveis de salut.

El Programa Pacient Expert de l'Institut Català de la Salut (ICS) –basat en experiències desenvolupades en altres països, com la Gran Bretanya, que han demostrat evidència científica d'efectes positius per a la salut– té com a finalitat millorar la comprensió de la malaltia crònica per part dels pacients mitjançant l'intercanvi i la transferència de coneixements del pacient expert amb la resta de pacients per promoure canvis d'hàbits que millorin la seva qualitat de vida i la convivència amb la malaltia. El Programa Pacient Expert ICS consta de nou sessions d'una hora i mitja de durada al llarg d'uns dos mesos i mig. Les sessions inclouen una part teòrica i una altra de pràctica. El nombre de participants es limita a deu i destaca el fet que el conductor de les sessions ha experimentat en primera persona els símptomes i els problemes que es tracten, i és, per tant, el que més adequadament pot adreçar-se a altres persones que han patit les mateixes experiències. Des de 2009, l'ICS ha ampliat aquest programa a pacients amb malaltia pulmonar obstructiva crònica (MPOC) i amb tractament anticoagulant oral. A més, diferents grups de professionals sanitaris de l'organització ja estan treballant amb l'objectiu de fer extensiu el Programa Pacient Expert ICS a altres patologies cròniques, com la diabetis *mellitus* i la ansietat.

El psicòleg José Joaquín Mira descriu el «pacient competent». Es tracta d'un pacient amb accés a informació sanitària i que utilitza aquest coneixement en benefici propi i de la comunitat, per afrontar eficaçment processos de malaltia i per fer un ús eficient dels recursos sanitaris disponibles. És un pacient que, exercint de manera responsable la seva autonomia, s'implica en les decisions clíniques i manté una relació de respecte cap a l'experiència i els coneixements clínics dels professionals sanitaris. Referint-se a la percepció del risc, Carlos Aibar, especialista en Medicina Preventiva, ens introdueix el «pacient conseqüent», com un pas més enllà del pacient informat. Aquest disposa de dades i informació suficient sobre el risc, en canvi, el pacient conseqüent és el que actua d'acord amb les idees o teories que sosté per mantenir la seva pròpia salut.

Durant l'any 2005, Rosa Suñol i altres col·laboradors de la Fundació Avedis Donabedian van estudiar com els diversos sistemes d'acreditació sanitària tracten els drets dels pacients. Els estàndards dels drets dels pacients dels diferents sistemes d'acreditació van ser agrupats segons la qüestió que tractaven. En aquest context, s'establiren nou temes principals: informació al pacient, intimitat, tracte i suport emocional, protecció del pacient, protecció de l'autonomia, donació d'òrgans, codi de drets del pacient, expressió de queixes i reclamacions, ètica de l'organització i nous drets. Com a resultat, es va comprovar que no tots els sistemes d'acreditació estudiats incloïen un capítol sobre drets dels pacients. Malgrat les diferències observades a l'estudi, la cobertura que els sistemes d'acreditació donen als drets dels pacients, tant pel que fa a la profunditat de l'anàlisi com als aspectes concrets que cobreixen els estàndards, tots els sistemes d'acreditació estudiats tracten aquesta qüestió.

4   El professionalisme en el segle XXI

La paraula anglesa *professionalism* designa un moviment de caràcter ètic que es va originar en àmbits acadèmics d'Estats Units a la dècada dels vuitanta del segle XX, segons el qual es defineixen els trets essencials de la bona pràctica de la professió mèdica. Inclou aspectes com la reflexió sobre els valors de la professió, l'actuació (praxis) professional correcta i les implicacions curriculars en pregrau i postgrau. L'American Board of Internal Medicine (ABIM) defineix *professionalism* com un «conjunt de principis i compromisos» per millorar els resultats de salut del pacient i maximitzar la seva autonomia, tot creant relacions caracteritzades per la integritat, la pràctica ètica, la justícia social i el treball en equip. Aquesta filosofia ha estat àmpliament secundada a Catalunya, des de la patronal (Boi Ruiz), la gestió (Manel del Castillo, Biel Fortuny), el lideratge clínic (Francesc Cardellach, Miquel Vilardell), la universitat (José Antonio Bombí), el món associatiu i col·legial (Helios Pardell, Albert Oriol), etc.

Avui en dia, fa la sensació que com més aprenen els metges sobre com tractar malalties, més desaprenen sobre com tractar els malalts. D'altra banda, la desvirtuació progressiva de la professió mèdica comporta un risc elevat de desmotivació, insatisfacció i pèrdua d'autoestima, que s'acaba convertint en una atenció sanitària amb una qualitat inferior. Tot això condueix a una situació de desmotivació i desconfiança en el professional, que promou l'adopció de la medicina com una ocupació i no pas com una professió, la qual cosa constitueix un exercici clar de dimissió professional. En aquestes circumstàncies, com es pot ésser capaç d'oferir estima a un pacient si es perd l'autoestima? Cal recordar que el contrari de cuidar és descuidar. Un resum sobre els aspectes clau del metge del segle XXI es pot trobar a la taula 3.

Manel Peiró, vicedegà d'Esade, en la seva tesi doctoral, *Lleialtats contraposades? El compromís dels metges amb l'hospital i amb la professió*, arriba a les conclusions següents: en general, els metges estan satisfets a la feina, actuen de manera organitzativament cívica, estan compromesos amb l'hospital (a través del servei) malgrat que no perceben que els doni suport (l'hospital representat pel cap de servei) i li tenen només una lleialtat acceptable. En l'anàlisi de clústers que realitza, es desprèn que la relació entre el compromís organitzatiu i el compromís professional adopta quatre formes. D'aquestes en destaca la segona més nombrosa, la dels *triomfadors compromesos*, integrada pels metges més compromesos. Aquests metges se senten compromesos amb l'hospital, amb el servei, amb el cap de servei i amb la professió. Són veterans, amb una proporció notable de caps de servei i de facultatius que compatibilitzen la pràctica professional assalariada i la privada.

En aquest sentit, sembla necessari avançar i passar del «tot per al pacient però sense el pacient» al «tot amb el pacient». A més del

– *Compromís amb la competència professional.* Privilegi de disposar i mantenir estàndards de qualitat per poder justificar-ho, tant des del punt de vista particular, com d'equip, i de la professió en el seu conjunt.
– *Compromís d'ésser honestos amb el pacient.* Ferma adhesió a un codi de valors morals. Mantenir la integritat professional de naturalesa moral i col·legiada i estar disposat a justificar-ho.
– *Deure de confidencialitat.* Evitar conflictes d'interessos i saber marcar límits.
– *Deure de mantenir una relació adequada amb els pacients.* Sentir-se obligat o emocionalment impel·lit a actuar en el millor benefici del pacient, en la línia del jurament hipocràtic o amb els seus equivalents moderns. Respecte a les característiques personals i biogràfiques del pacient.
– *Compromís personal en la cura del pacient.* Capacitat de perdonar. Posar el pacient «en la pròpia agenda», com una preocupació «personal».
– *Compromís de mantenir una millora en l'accessibilitat a l'atenció de la salut.* Col·laborar en la millora de l'accés de la població a la cura professional i a la distribució justa de recursos. Presa de decisions a favor del pacient i de la societat amb plena llibertat. Compromís de distribuir uns recursos escassos de manera justa entre la població.
– *Actitud empàtica, comprensiva i compassiva.* Afavorir l'autonomia del pacient. Preocupació pel benestar dels altres, la qual cosa condueix a situar les necessitats del pacient per davant de les pròpies. Reconèixer i respectar la perícia professional d'altres col·legues i treballar amb ells en l'interès dels pacients.
– *Obligatorietat d'usar la pròpia perícia professional en benefici de la societat i el bé comú,* i poder-ho justificar.
– *Compromís de conèixer, crear i usar el coneixement científic.* Saber i mantenir els coneixements i habilitats rellevants de la pràctica mèdica.
– *Coneixement dels punts forts i febles d'un mateix.* Ser prudents a l'hora d'aplicar tècniques o teràpies, *primum non nocere.*
– *Compromís de mantenir la confiança del pacient i de la societat i resoldre conflictes.* Tenir una actitud oberta davant les crítiques i una actitud comprensiva i flexible amb la discrepància.
– *Compromís amb les responsabilitats professionals.* Actuar per al bé públic, de conformitat amb els drets humans del pacient.

Taula 3. Aspectes clau del professional del segle XXI.

«pensar junts», propi dels àmbits de representació ciutadana i característic d'un cert paternalisme o despotisme benvolent, cal passar a «decidir i actuar units» per millorar, de manera efectiva, la qualitat i la seguretat del pacient. No és un camí senzill. La dificultat d'aconseguir canvis en la forma de pensar i d'actuar no és tant la innovació que suposa com la supressió de les maneres tradicionals de pensar. Per aquest motiu, els canvis són necessaris, tant per aconseguir pacients més actius, experts, competents i conseqüents, com per a la formació de professionals amb actituds i destreses per comunicar-se i aconseguir compromisos amb els pacients. Així, es requereixen gestors sanitaris facilitadors d'aquest nou marc relacional entre metges i pacients.

És en aquest context on cal introduir la figura dels directius innovadors. El directiu és la persona que té una visió de futur i la responsabilitat d'establir objectius, organitza recursos, motiva i es comunica amb el seu equip, desenvolupa les capacitats dels seus col·laboradors i mesura els resultats de l'organització. Per tant, sense bons directius difícilment podrem avançar cap a la racionalització i la sostenibilitat d'un sistema públic compromès amb tots els ciutadans. Ha arribat, doncs, el moment de reconèixer el valor dels professionals de la direcció pública, a més de fer que aquesta tasca sigui més atractiva, tant des del punt de vista salarial com de reconeixement, per als directius més brillants i amb més capacitats. Si aconseguim això, podrem fer front, amb solvència, als reptes de la sostenibilitat del sistema sanitari, amb els quals, com a societat, ens haurem d'enfrontar al llarg dels propers anys.

5　De les cartes de drets i deures a la de compromisos

Actualment, els aspectes de protecció i defensa dels pacients que existeixen s'han anat consolidant de manera progressiva, especialment mitjançant la creació d'un marc normatiu i legislatiu d'acord amb la modernització del sistema sanitari. No obstant això, i malgrat el gran avenç aconseguit en relació amb els drets dels pacients, són nombrosos els estudis realitzats que posen de relleu l'encara elevat grau de desconeixement dels drets i deures que tenen els pacients. Joan Guix, director de l'Agència de Protecció de la Salut del Baix Camp (Tarragona), en la seva tesi doctoral, va analitzar les actituds i les percepcions de pacients, metges i infermers pel que fa als drets dels pacients en l'àmbit dels hospitals públics del sector sanitari de Reus (Tarragona). Ressalta que expacients i infermers identifiquen els «drets a la informació» i l'«autonomia del pacient» com els més importants, mentre que, per als metges, les dues dimensions més importants són el «dret a l'autonomia» i el «dret a la formulació de l'opinió del pacient». Una minoria de pacients és reticent a la presa de decisions. Les dones, els més joves i les persones amb nivells d'educació alts són més favorables al respecte a l'autonomia del pacient. Hi ha posicions menys favorables a les visions «autonomistes» per part dels pacients, en comparació amb les visions més favorables per part dels metges i radicalment partidàries per part dels infermers. Per a l'autor, els drets dels pacients no són suficientment coneguts i el dret a la informació és valorat com a més important que el dret a l'exercici de l'autonomia.

Per finalitzar aquest capítol, cal destacar l'experiència innovadora de la posta en marxa i certificació de la Carta de Compromisos de Gestió Sanitària de Mallorca (GESMA), una empresa pública integrada en el Servei de Salut de les Illes Balears. El seu àmbit d'actuació és l'atenció sociosanitària de caràcter hospitalari, comunitari i residencial. Té assignades, com a població de referència, persones d'edat avançada amb malaltia crònica evolutiva amb graus variables de dependència i discapacitat, persones al final de la vida i d'altres amb precarietat social i malaltia mental crònica. Disposa de tres centres hospitalaris, complementats amb dispositius comunitaris de rehabilitació, de suport a la inserció laboral i serveis residencials per a pacients mentals, tots coordinats amb la resta de recursos assistencials i socials. En el Pla Estratègic «Ben Atès» 2008-2011, es diu: «GESMA oferirà una atenció càlida, interdisciplinària, personalitzada i segura a tots els seus pacients i familiars».

Un pas més cap a la introducció de la medicina centrada en el pacient són les «cartes de compromisos». Es tracta d'un document mitjançant el qual una organització informa els ciutadans per endavant sobre el tipus de serveis que poden esperar, i sobretot, sobre els compromisos de qualitat que assumeix tota l'organització.

L'any 2009, un equip interdisciplinari coordinat per Eduard Guash, des de la unitat de gestió de la qualitat va elaborar la primera Carta de Compromisos, que consta de deu objectius (vegeu la taula 4), amb els seus corresponents responsables operatius, indicadors i estàndards de compliment. La carta, aprovada pel màxim òrgan de govern de GESMA, es distribueix juntament amb una altra documentació d'acollida en el moment de l'ingrés. El mecanisme que assegura, de manera pública i notòria, el rigor del compliment d'una carta d'aquestes característiques és la certificació realitzada per un organisme independent de la pròpia organització interessada. Així, una vegada finalitzat el procés d'elaboració de la carta i d'avaluació interna del grau de compliment dels estàndards de cadascun dels deu compromisos, es van iniciar els tràmits per a la seva certificació d'acord amb les recomanacions d'Aenor i, així, el 3 de febrer de 2010, GESMA va assolir la certificació UNE 93200:2008, de manera que es va convertir en la primera Carta de Compromisos sanitaris certificada a Espanya.

Seguint el psicòleg Xavier Clèries, el futur pot ser molt interessant, sempre que la sanitat pública no quedi estrangulada pressupostàriament. Un metge cada vegada més atabalat, cada vegada amb menys temps per pacient, pot rebutjar tot el que li pugui suposar més esforç. L'estructura peculiar del sistema públic ens porta a la paradoxa que el metge tem crear-se un prestigi entre la població, ja que sap que se'n deriva una pressió assistencial més gran sense cap contrapartida. Aquestes i altres raons de tipus estructural impedeixen un major desenvolupament de la comunicació i dels seus valors humanistes. Per desgràcia, ni els gestors ni els polítics prioritzen aquests aspectes que formen les relacions estructurals entre metges i pacients, ja que estan molt més preocupats pels aspectes pressupostaris i de gestió diària.

1. En el moment de l'ingrés proporcionem una rebuda cordial i la informació bàsica per facilitar el procés d'adaptació i estada en els nostres hospitals.

2. Durant l'estada en els nostres centres, els pacients tenen assignat un professional sanitari de referència.

3. Sempre que la dieta prescrita ho permeti, els pacients tenen la possibilitat d'escollir entre dos menús; en funció de les seves necessitats de salut o culturals podran disposar d'un menú específic.

4. Facilitem un programa participatiu d'activitats de temps lliure orientades als pacients de l'àrea de salut mental i un espai adequat com a sala de lectura i oci en les unitats d'hospitalització sociosanitària.

5. Ens interessa conèixer l'opinió dels pacients i dels seus familiars; per això fem una enquesta de caràcter confidencial sobre el funcionament i el confort dels nostres centres, així com de l'atenció rebuda.

6. Atenem les reclamacions i els suggeriments dels pacients i procurem resoldre les incidències en un termini de quaranta vuit a setanta dues hores, mentre que, per a la resposta formal i per escrit, el termini no supera els trenta dies. Si el pacient ha estat donat d'alta, ens comprometem a informar-lo per telèfon i, posteriorment, per escrit.

7. Atenem la problemàtica social dels pacients facilitant-los els tràmits per a l'accés als recursos socials de la nostra comunitat.

8. Millorem l'accessibilitat a la informació sobre la situació de cada pacient, directament o al familiar designat expressament, i procurem que la informació sigui comprensible, adaptada i suficient, i en l'horari més adequat possible a les seves necessitats. Quan els pacients són donats d'alta, se'ls lliura un informe escrit per facilitar-los la continuïtat assistencial en qualsevol dispositiu sanitari o social on vagin.

9. Respectem la dignitat, la intimitat i l'autonomia dels pacients, així com la confidencialitat requerida durant l'estada en els nostres centres. Si és necessari, acompanyem o donem suport emocional i espiritual en els últims moments de la vida.

10. Donem a conèixer els resultats de l'avaluació anual dels nostres compromisos.

Taula 4. Carta de Compromisos de Gestió Sanitària de Mallorca (GESMA).

El sistema sanitari espanyol està organitzat com si no existís la realitat de l'atenció del pacient crònic. Està organitzat per a una medicina d'aguts i està massa fragmentat per cuidar malalts eficaçment. Orientats principalment a atendre processos aguts, els hospitals i centres d'atenció primària no acaben d'adaptar-se al nou perfil de pacient amb una o diverses patologies de llarga evolució. Els malalts crònics se senten desatesos. No hi ha comunicació entre la salut pública, l'assistència primària, hospitalària, sociosanitària, de salut mental i els serveis socials. Fins i tot en els mateixos hospitals no hi ha coordinació entre els diferents serveis que atenen el malalt i, amb freqüència, és ell mateix el missatger dels detalls de la seva història clínica entre diferents nivells assistencials.

El sistema cura però no cuida. Les malalties cròniques incurables per definició requereixen una organització que cuidi tant com curi. Cal promoure una reforma en profunditat dels models sanitaris públics que col·loquin realment el pacient en el centre del sistema. Cal que les estructures assistencials es reorganitzin transversalment per atendre les necessitats del pacient d'una manera integral, que es basin en el desenvolupament d'un nombre limitat d'organitzacions sanitàries integrades. Es necessiten uns polítics que impulsin més col·laboració publicoprivada i siguin capaços d'envoltar-se de professionals de solvència reconeguda, gestors independents i eficients en les seves decisions. Amb uns professionals sanitaris compromesos amb la seva organització-empresa i uns ciutadans autoresponsables del manteniment de la seva pròpia salut.

Bibliografia consultada

La percepción del riesgo: del paciente informado al paciente consecuente. C. Aibar. «Serie Monografías», Humanitas, 2004; 8: 43-57.

«La información al paciente y su participación en la toma de decisiones clínicas». I. Barca, R. Parejo, P. Gutiérrez, F. Fernández, G. Alejandre i F. López. *Atención Primaria,* 2004; 33(7): 361-67.

«Cambio del papel del médico y de la medicina en el futuro». J. A. Bombí. *Calidad Asistencial,* 2004; 19(7): 454-59.

«El modelo biopsicosocial en evolución». F. Borell. *Medicina Clínica,* Barcelona, 2002; 119(5): 175-79.

«Profesionalidad y *professionalism:* fundamentos, contenidos, praxis y docencia». F. Borrell-Carrio, R. M. Epstein i H. Pardell. *Medicina Clínica,* Barcelona, 2006; 127(9): 337-42.

«Hacia el perfil de médico que necesita la comunidad». F. Cardellach i M. Vilardell. *Medicina Clínica,* Barcelona, 2006; 127(4): 136-38.

«Aspectos comunicacionales: el reto de la competencia de la profesión médica». X. Clèries, F. Borrell, R. M. Epstein, E. Kronfly i J. J. Escoda. *Atención Primaria,* 2003; 32(2): 110-17.

«La crisi del professionalisme mèdic. Bases per a la discussió d'un nou pacte social». M. Del Castillo. *Annals de Medicina,* 2008; 91: 59-63.

La gestión de la excelencia en los centros sanitarios. B. Fortuny. Ediciones Pfizer, Madrid, 2009; 340 p.

«La profesión médica en el nuevo milenio: estatutos para la regulación de la práctica médica». Fundación ABIM, Fundación ACP-ASIM, i Federación Europea de Medicina Interna. *Medicina Clínica,* Barcelona, 2002; 118(18): 704-06.

Actituds i percepcions respecte dels drets dels usuaris dels hospitals del sector sanitari de Reus (tesi doctoral). J. Guix. Universitat Rovira i Virgili, Reus, 2003.

«Contrato social y valores en la profesión médica». A. J. Jovell. *Administración Sanitaria*, 2005; 3(3): 495-503.

«El paciente del siglo XXI». A. J. Jovell. *Anales del Sistema Sanitario de Navarra*, 2006; 29 Supl. 3: 85-90.

«Nuevo rol del paciente en el sistema sanitario». A. J. Jovell, M. D. Navarro, L. Fernández i S. Blancafort. *Atención Primaria*, 2006; 38(3): 234-37.

«Hacia nuevos planteamientos de calidad. El paciente como coprotagonista». S. Lorenzo. *Gaceta Sanitaria*, 2008; 22 Supl. 1: 186-91.

«Participación de los pacientes en las decisiones sobre su asistencia sanitaria». R. Meneu. *Calidad Asistencial*, 2005; 20(6): 337-42.

«La satisfacción del paciente como una medida del resultado de la atención sanitaria». J. J. Mira i J. Aranaz. *Medicina Clínica*, Barcelona, 2000; 114 Supl. 3: 26-33.

El paciente competente, una alternativa al paternalismo. J. J. Mira. «Serie Monografías», Humanitas, 2004; 8: 111-23.

«Los derechos del paciente en perspectiva». M. D. Navarro, G. Gabriele i A. J. Jovell. *Atención Primaria*, 2008; 40(7): 367-69.

«¿Qué significa ser médico, hoy?». H. Pardell, A. Gual i A. Oriol-Bosch. *Medicina Clínica*, Barcelona, 2007; 129(1): 17-22.

Lleialtats contraposades? El compromís dels metges amb l'hospital i amb la professió (tesi doctoral). M. Peiró. Universitat Ramon LLull-ESADE, Barcelona, 2007.

«El professionalisme és la clau». B. Ruiz. *Annals de Medicina*, 2006; 89: 110-11.

«Estrategias para promover el trato igualitario con los pacientes». R. Ruiz. *Atención Primaria*, 2006; 38(3): 178-81.

«Participación del paciente en la toma de decisiones en atención primaria: una herramienta para su medición». R. Ruiz, L. Peralta, L. A. Pérula, E. Gavilán i J. R. Loayssa. *Atención Primaria*, 2010; 42(5): 257-65.

«¿Qué estilo de consulta debería emplear con mis pacientes?: reflexiones prácticas sobre la relación médico-paciente». R. Ruiz, J. J. Rodríguez i R. Epstein. *Atención Primaria*, 2003; 32(10): 594-602.

Los hoteles de pacientes como alternativa a la hospitalización tradicional (tesi doctoral). J. Santacreu. Universitat Politècnica de Catalunya, Barcelona, 2005.

«Derechos de los pacientes en los principales sistemas de acreditación hospitalaria». R. Suñol, P. Vallejo, J. M. Beltrán, P. Hilarión, J. Bañeres i C. Orrego. *Calidad Asistencial*, 2005; 20(6): 343-52.